# 最強の自然医学健康法

## こうすれば病気は治る

国際自然医学会会長・医学博士
森下敬一
*Keiichi Morishita*

共栄書房

# まえがき

人間の体組織は蛋白質で出来ているから、しっかり肉類を摂りなさい——という實《まこと》しやかな大嘘は、人間の頭脳がいかにも単細胞的なのだ、ということを教えてくれている。この理論を拡大してゆくと、最終的には「人間は人肉を食べるべきだ」という結論に辿り着く。人間が人間どうしで旨《うま》そうなのを見つけて互いに喰いっこを始めれば、人間は早晩自滅することになるだろう。「蛋白必須論」は、その理想像が「人間共喰い現象」に繋がることを見落としているのだ。

40年ほど前、I・Jという東大医学部出身の医事評論家でラジオドクターの俊才が居られた。100％完璧な肉食論者で、生き馬の目を抜くような切れ味抜群の論説が人気を浚《さら》っていた。氏は自説（蛋白必須論）の実践者でもあったから、やがて糖尿病になり、盲目、そして脚も動かなくなって、東大病院に入院された。入院されてしばらく経ってから、我が耳を疑いたくなるような情報が飛び込んできた。「I・J先生が病室に玄米飯を運び込ませて、一生懸命飯を噛んでいる」というのだ。

「森下玄米教教祖殿。貴殿は、胚芽や糖をくっつけたままの銀シャリを、不味《まず》さを我慢して食べているだけですよ」と言っておられた氏が、命脈尽きる寸前での転身はお見事だ、と思った。でも「もう数ヶ月早く転身させて居られたなら……」と、好敵手の死が惜しまれてならない。

論敵I・J先生は誠に実直な方であった。氏の数々の各著の一冊に『常識のウソ』がある。当著の書き出しに「人間は人間の肉を食べるのが本当である。しかしその為には殺人罪を犯さなければならないから止めよう……」とある。

これまでタブーだった恐るべき言葉を、氏は敢然と言い放った。現代医学・栄養学の究極は、この一言なのだが、誰一人それを指摘してこなかった。後にも先にも、「人肉こそ理想」という現代栄養学の〝崇高なる理念〟をズバリ言い切られたのは、I・J先生お一人だけである。その意味に於いて私は「敵ながらアッパレ」との讃辞を惜しまない。

昭和25（１９５０）年、医学校を卒業した私は相模原病院（陸軍第三病院）にてインターン。病院住込研修は月曜日から土曜日までの常勤日とし、日曜・祭日は原則として大学研究室に戻った。休日には、大学の先輩達が動物実験のため参集されていた。その先輩達の実験の御膳立や補助・手伝いのため、われわれ学生教室員の協力を必要としていたのだ。

当時とくに蟇《がま》（ヒキガエル）の離体心臓標本の作製が要求され、供給が需要に追い付かなかった。当該標本作製は難しく、学生教室員（約10名）の中でも、私ともう一人の二人しか出来なかったので、いつも引っ張り凧《だこ》の状態だった。

その頃、怪文書が罷り通った。昭和23〜26年頃大学卒業の世代人の寿命は、昭和50〜60年未満で終焉。何故なら、この世代人は、成長期に殆ど栄養らしき食物が与えられず、おしなべて血管は脆い。それ故、50〜60歳未満で脳溢血や心筋梗塞で倒れる——というのだ。

しかしこの読みはあくまでも現代医学・栄養学的読み。完全な的外れだった。

確かに我々の少年・青年時代、牛肉や牛乳などを見た事も無かった。けれども血管の壁はそれなりに造られていたらしい。必要な蛋白質は食物からではなく、自分の体内、とくに胃腸やその他の臓器組織に於いて〈元素転換的〉に自家生産されていた。だから今、戦中派の90〜95歳は若者よりも壮健なのだ。

敢えて宣言しよう。「私は、塩漬けデンプン人間の端っくれである」と。

本書の刊行に当たり、共栄書房・平田勝社長と佐藤恭介氏の優れた構想と絶大なるお力添えを頂いた。記して謝意を表する。

本書は月刊誌『森下自然医学』に掲載された講演録および「温故知新」から記事を抜粋し、
再編したものに加筆・訂正を加えて構成しました。

最強の自然医学健康法——こうすれば病気は治る◆目次

## 第1章　いま、なぜ自然医学か



## 第2章　自然医学の世界

## 第3章　自然医食の実際

## 第4章　健康百話

# 第1章

# いま、なぜ自然医学か

# 1　食物と血液とガンの研究の日々

私は大学卒業と同時に、生理学研究室に入り、「食物と血液とガン」の研究を行いました。今でこそ、食べ物とガンは「関係がある」と盛んに言われていますが、１９５０年当時はそんなことは誰も言っていなかった。食べ物は食べ物、血液は血液、ガンはガン――互いに関係など無い。「それを一緒くたにして新説を発表するような全くワケの解らん若手が出てきて困ったものだ」なんて、これまた週刊誌にたくさん書き立てられたりしたものです。

その頃、私は中央線の「藤野」というところから列車で新宿に在る大学（東京医大）に通っておりました。研究が終わると、新宿発の最終列車に乗って帰る……というのが日常でした。あるときから、今の「高尾」――昔は「浅川」といった駅に着くと、「皆さん、ここで降りて下さい」と言われることが頻繁になった。機関車を動かすための石炭が無くなったから……というのが、その理由です。仕方がないから、浅川駅のベンチで一晩ゴロ寝して、翌日、朝一番の汽車で新宿に戻ってくる。あるときは、「じゃあ、山を歩いて家まで戻ろうか?」ということになって、懐中電灯をもっている人が先導し、7～8人で山に分け入ったりしました。高尾山を越えると景信山があり、そこから尾根伝いに歩いて陣馬山に。そこから下山すれば間もなく藤野ですが、夜道を間違え、恩方《おんがた》など別方向に出てしまって引き返す、などといったことで、時間をロスすると、山を下り始めようとする時点で朝日が出始めたりしました。そうなると、家に戻っている時間がない。じゃあ引き返そうと、いま来た山道を辿って浅川駅に戻り、上り列車で大学に戻る——こうしたことを何度も繰り返していました。

「こんなことをしていたら、まともな研究はできない」と、大学側と交渉をして、布団代わりのシュラーフザックは自分で用意するので、ソファを貸して頂けないか、と私が申し出ると、すぐにOKが出た。食事はもちろん自炊です。飯盒《はんごう》で飯を炊くというのは、私は充分に習熟していましたから、ウマイものです。ただ当時は、米などはオイソレとは手に入らない。麦、粟、稗、コーリャンです。コーリャンというのは、皆様方はご存知ないと思います。満州で大量に栽培されていた穀物です。こうした雑穀類が配給されていたのです。

あとは「おかず」。これは全部、塩辛です。当時、冷蔵庫なんかはありませんから、全て保存が可能な塩漬けです。魚類も、野菜類も、全部塩漬け。食料品を売っている店に行くと、ダーッと並んでいるのは、全部ビン詰ばかり。ありとあらゆるものが皆ビン詰になっていました。

だから、今、「デンプンを減らせ」とか、「塩を止めろ」とか言っているけれども、あんなのは、真っ赤な嘘であります。その証拠に私自身は、典型的な塩漬け・デンプン人間です。それ以外の物を食べたことが無い。食べるものは、芋や豆類のデンプンしかなかった。豆なら、上出来の方です。そして、おかずは塩漬けだけ。あるとき、大学研究室で塩分量を測定したら、35gでした。今は、10gでも多いなんて言っている始末。本当は、塩など全然心配される必要はない。血圧が上がる――なんて言うのも、真っ赤な嘘です。私の血圧は、140ぐらい。いまでも、少なくとも20g以上の塩を摂っている。ということで、塩が血圧を上げるなんていうのは、大嘘なんです。

## 日本人肉食人種化計画と自然食運動

それで、大学・研究室にほぼ寝泊りすることが許されて、1週間に1回、髭剃りとタオル・石鹸を持って、銭湯に行く。2~3ヶ月に1回ぐらいは体調がオカシクなるので、実家の藤野に戻って2~3日、芋や豆をしっかり食べて栄養補給をした上で、また大学・研究室に戻る。もう1つ、はっきりと身体で判ったことは、塩を35g摂っていたら、夜、眠る必要がない、ということでした。1週間~10日間ぐらい、徹夜の連続になっても、全く平氣になります。

塩というのは、大事なものであり、それくらいのパワーを持っている。無論、全く無害です。高血圧などには、決してなりません。ごくたまに、塩に対して感受性の非常に高い人がいる。100人に1人とか、200人に1人とか。そんな人で、ちょっと塩を多めに摂ったりすることで、バーッと血圧が上がったりもする。でも、そんなケースは例外中の例外であることも、大学研究室時代に判明していました。

そんな研究室時代に、ある情報が入りました。それは、アメリカの議会をＰＬ４８０法案が通過した、とのこと。アイゼンハワー大統領時代のことです。一般的名称は、「余剰農産物処理法案」というものでしたが、我々の仲間で、法律に明るい人間からの解説を聞いてビックリ。その実体は、「日本人肉食人種化計画」だというのです。第２次世界大戦後、アメリカ国内に大量に余った穀物を、日本に押し付け、大量消費させよう、というものでした。

アメリカ・ヨーロッパ連合軍は、「兵隊たちの食糧は、全てアメリカが作るから、お前たちは食糧のことは心配しないで、安心して朝から晩まで、日本兵目がけて鉄砲の玉を撃ちまくれ！」と言っていた。そのためにアメリカは、飛行機でタネや肥料を蒔き、農薬を散布し、トラクターで収穫するという「巨大農法」を確立していました。

だから、戦争が終わった途端に、膨大な量の大豆、小麦、トウモロコシなどが余ってしまった。この余剰穀物をどうしたらいいか、と議会が紛糾する中で、頭の良い人間がアイデアを出した。「日本人に食べさせればよいではないか！」と。ただし、日本人に直接食べさせるのはダメ。消費量はたかが知れている。牛を飼わせてその牛の肉を日本人が食べるようにすればいいのではないか、というのです。それには、まず「肉食が身体に良い、との洗脳」を、日本人に対してやっておかなければならない、ということになった。

こうした事柄が、これから動き出すんだ――という話を聞き、「こんなことを放置しておたら大変なことになる」と考え、私と仲間たちは、すぐさま自然食運動を展開することとなったのです。

## 健康・長寿を保つ食事「米・野菜・塩」

その時点で、私の実験データでも、「米・野菜・魚」が、「パン・牛乳・肉」よりも、健康・長寿を保つためにはるかに良い食形態であることが、明確に裏付けられてもいたから、すぐに行動を起こすことが出来たのです。

「米・野菜・魚」の、日本人の昔ながらの食形態が優良なのです。ただし、米——ご飯は、白米ではダメで、玄米にする必要がある。この「主食は、玄米にすべし」との考え方は、多分に桜沢如一先生の影響を受けている。その頃、桜沢先生の集会に、私は足繁く通っていました。そのことを、先生も喜んでおられた。桜沢先生がパリに出張され、大きな仕事に取り組まれているときの〝留守番役〟に、私がピンチヒッターとして講師を務めました。私は当時、「赤血球から白血球が生まれる」現象を確実に動画フィルムに撮ることに成功していました。未だかつてまだ世界のどこにも存在しない凄い顕微鏡映像です。そのことをご存知だった桜沢先生は、「その映像を皆に観てもらい、その解説をしながら、1～2ヶ月間の留守中のすべてを頼むよ」と言われた。そうした経緯があって、私自身も「白米ではダメで、玄米への切り替えが不可欠」であることを身を以て理解し、完全に玄米食に切り替えたのです。実際、「玄米・野菜・

魚」こそ、天下無敵の食形態なのです。

日本のお母さんたちが、子どもたちを夕飯に集めるとき、「ご飯ですよ！」と呼びかけます。オカズだよ～、パンだよ～などとは、決して言わない。ご飯こそ、食事のメインなんですね。質の良いご飯をしっかり食べることが、何よりも大事なのです。

今、「ロカボ（糖質制限）」とか、「炭水化物を減らせ」とか、全くバカげたことを言う医者どもが近年だんだん増えているのは困ったものです。基礎医学を勉強していないから、こんな的外れのことを平氣で口にするのでしょう。

## 同化作用と異化作用

私たちの身体の新陳代謝は、同化作用と異化作用の2つに分けて考えることが出来ます。同化作用とは、食べ物が消化・吸収されて体重が増えていく、あるいは子どもの身体が成長していくというものです。私たちが食べる食べ物の中には沢山の毒物が含まれているため、この同化作用の延長線上にガンが出没するのです。今は特に人為的有害物がドンドン増えてきている。この有害物質が蓄積して血液や体細胞の代謝が異常化し、その結果ガンが発症する。ガンとは同化作用の結果なのです。

そこから「身体を異化作用に傾けるとガン細胞は消える」という、森下流の自然医学・消ガン理論が生まれました。同化作用が時計の針の右回りとするならば、それを止めて逆向きに回せばよいわけです。それが異化作用なんです。こういった発想が現代西洋医学には全くない。つまり、基礎理論すら存在しないのです。

異化作用というのは、簡単に言えば「断食」です。断食をすることによって新陳代謝が異化作用に切り替わった場合には、身体の中から有害な物質がドンドン身体の外に排除されていく。ガンも解体されて体外に放出されていく。ガン治療は、カンタンなんです。決して抗ガン剤などによって薬殺されてはなりません。仮に、抗ガン剤で良くなった、ということがあっても、それは一時的な小康状態に過ぎないのです。根本的な治療になっていません。

## 末梢血液空間理論

2、3日前に新宿の紀伊国屋書店に新しい本を探しに行きました。動脈と静脈の末端が今ではどうなっているのか調べてみましたら、赤い動脈と青い静脈とが繋がって描いてある。これは動脈が静脈に変わる、ということを示しているのだろうか。これはおかしい、こんなことは絶対有り得ないのです。ということは、まだ、この辺の領域も全く解決されていない問題として残されている、という話なのです。

2000年に韓国ソウルの大きなホテルで、第4回新科学国際シンポジウムが開催されました。アメリカ、ロシア、フランス、中国、インド、スペイン、日本などそれぞれが1題ずつ演題を出し合う学会で、日本の演題は私の論文が選出されました。そのときに私は「末梢血液空

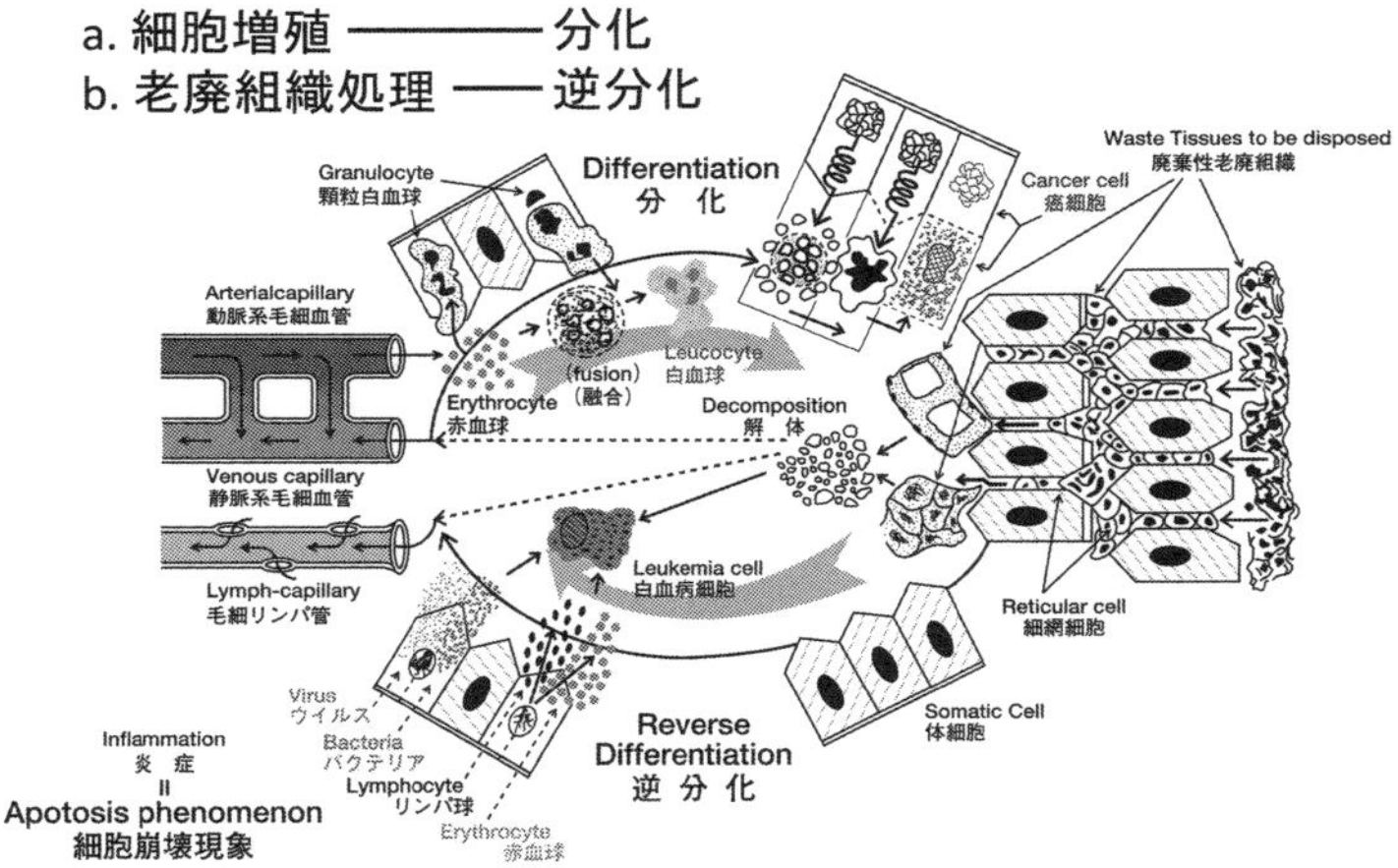


(2000 年、森下)
第 4 回新科学国際シンポ：於韓国 Seoul

末梢血液空間理論

間理論」という新理論を提唱しました。

このときに使われた模式図が「末梢血液空間理論」です。新陳代謝が行われると、数ヶ月で組織・細胞が老朽化し破壊される。その破壊されたものがどうなってしまうのか、ということが現代医学では未だ何も説明されていない。全く判っていないのです。動脈系と静脈系は毛細血管で繋げられているわけではない。それぞれ開放系になっていて、その先端は、極微の開閉自在の駅前広場のような空間（末梢血液空間）になっている。

動脈系、静脈系の末端、リンパ管の末端部は、組織細胞との間に、必要に応じてこういった駅前広場のような空間が出現します。普段必要の無いときはこの空間は傘を閉じたような状態になっているのですが、必要なときに傘が開いてこの空間が出来上がってきます。ここでの血流はありません。空間静止に近い状態の血流と老廃組織の渦巻状対流があるだけです。この空間ではさまざまな現象が展開します。

その1つとして、ここに動脈血の一部が静かに入ってきて、そして、この赤血球が寄り集まって融合し、白血球に変わったりします。私たちの身体の中で「腸管造血」、「経絡造血」によりたくさんの赤血球が出現し、同時に多くの細胞が生み出されています。ということは、同じ数だけ細胞が崩壊していかなければならない。問題なのは、その崩壊した細胞がどうなるかを、今の医学では誰も問題にしていないのです。半分だけしか見ていないわけですね。

実は、「崩壊した組織細胞」は、細胞と細胞の隙間の水路を通ってこの末梢血液空間に吸い込まれてきて、ここで解体されるのです。

動脈系末梢血液もこの空間に集まってくる。組織細胞は老廃化したり、異化作用の結果として廃棄処分になったりすると、細胞間水路を通ってこの末梢血液空間に出てくる。この老廃組織は、バクテリアに、さらにウイルスに解体されます。

この空間では、老廃化した細胞の一部分と合体して、ガン細胞が形成されたりもする。あっという間に、異常な速さでガン細胞が出来上がる。白血病細胞というのはその典型的なものです。現代医学がこの末梢血液空間の存在と生理を全く考えていないため、白血病細胞がどこで造られているのかも解っておりません。

## 経絡造血のボンパ血管とソマチッド

大学の研究室で耳朶穿刺血液《じだせんしけつえき》を中心に研究を進めていたところ、血液の中には、赤血球と白血球以外にいろいろな組織細胞の断片、とくに脈管系の断片がいっぱい存在することも判ってきました。

末梢血液空間に出現するプラーク（ゴミ）の中に脈管系の断片が多いことにも氣づきました。

１９６０年代、北朝鮮のキム・ボンハン博士が、「血管とリンパ管以外に第３の脈管〝ボンハン管〟がある」と新概念を提唱していたことに氣がつき、改めて再検討してみました。その結果、ボンハン管の「ボン」、リンパ管の「パ」、それから「血管」——この３つを合わせて「ボンパ血管」という概念を私は造ったのですが、これは大変な重要性をもつことになりました。まずは、「ボンハン管」→「リンパ管」→「血管」という一連の流れとして捉えました。最初に経絡的な性格をもったボンハン管が出現し、時間が経つとそれがリンパ管、リンパ管は時間が経つと血管になる、というわけです。

そこからさらにボンパ血管内のリンパ球が製造される元は何かと調べてみたら、ソマチッドということも判ってきました。ソマチッドは大変な問題ですね。ソマチッドの提唱者であるガストン・ネサン博士を中心にした研究においても、まだ研究途上なのでしょう。

これはソマチッドをシャーレの中に入れて *in vitro* でどういう変化をしていくのかを見ただけです。私たちは *in vitro*（生体内）における、生命体の中での発展様式を問題にしているのであって、試験管の中でどう変わるかは関係がないのです。

私どもの身体の中におけるソマチッドというものは、ボンパ血管の中で〝吸氣成長する〟ことによって、その姿を変えていく。ソマチッド↓リンパ球↓赤血球というように。ソマチッドが融合してリンパ球になり、そのリンパ球がヘモグロビンを含んで赤血球へと変わっていく。そして、赤血球になれば、身体の細胞に変わっていく。我々の身体の細胞というのは、赤血球から発展して造られているのです。

以上の事柄は、極めて重要な視点であり、考え方です。しかも現代西洋医学の基礎理論の中で完全に欠落している考え方です。ガン細胞とは、赤血球あるいはリンパ球が寄り集まって、「通常の体細胞が造られる代わりに」ガン細胞が造られたものです。その作業は多分、末梢血液空間の中で行われているはずだ、というのが森下理論であります。

## 2　森下自然医学で終始一貫追求してきたもの

### 人間には塩の調節機能が備わっている

今、巷では「減塩しろ」という声が多く聞かれますが、生命体は海の中で自然発生をし、そして、何十億年という茫々たる時間をかけて進化をしてきたわけですから、基本的に塩が悪いということはあり得ないのです。人類として誕生する前から、塩と共存していた。ですから減塩という考えは物事を狭い範囲で見ているところからの間違いであって、自然界においてそういうことは起こり得ません。何でもそうですが、摂れば摂るほどいい、というものではありませんが、普通程度に摂っていれば有害に働くということは決してあり得ません。

我々は、海の中で発生して陸地に住んでいるわけですが、大昔は地球には海しかありませんでした。海底火山が爆発し、それが成長し陸地を形成して今のようになっていきました。海の中で発生した生命体は、植物と動物に大別できますが、植物は4次元の世界、動物は3次元の世界を生きていて、生命体としての次元は植物の方が断然上なんです。動物は植物に養ってもらっている、と考えた方がいいくらいです。

3次元の世界とは、縦、横、高さの3つの次元のサイコロ型の空間です。その中で生活をしている生き物だから、3次元の生命体というわけです。

これは、今私たちが考えている生命エネルギーとはもっと違うところに根源があるのです。こういう小さな狭い3次元の空間の中で、私たちは目で見えるものだけが存在していると思っていますが、目に見える世界とは本当に限られた世界で、実際は今私たちが生きている世界を外側から目に見えない広大な世界が包んでいる。実はここに生命エネルギーの根元が存在しているのです。3次元の世界には存在しません。生命エネルギー、つまり、命のエネルギーは、

３次元以上の４次元、５次元の世界に存在しています。

植物が４次元の世界で生きているということは、具体的に言うと、植物は、葉緑素を使って太陽光のエネルギーを活用して、炭水化物（つまり糖質）を造っている。この世界の根源は、$H_2O$ C――水素と酸素と炭素ですが、植物は太陽エネルギーを用いて水をHとOに分解します。分子を真２つに割ってしまうわけです。その間にCとHを取り込んで出来上がったものが炭水化物、いわゆる糖質です。植物はこれを造ることが出来るのです。CHOを造ることの出来る能力を持った生き物が植物で、動物はそれが出来ません。そこで動物は、植物が造ったこのCHOという炭水化物を、自分の栄養として身体の中に取り込み、細胞の中のミトコンドリアで分解し、エネルギーを取り出して生きていくことが許されているだけです。これを「従属栄養」と言います。自分で造り上げることが出来る植物は「独立栄養」と言い、自分だけで生きていけます。

このような状況の中、陸地が出来上がって温度が何千度という高熱からだんだん冷めていき、通常の20～30℃に下がったときに、海の中の生き物で最初に陸地に這い上がったのは植物なんです。植物は完全に自分で生きていける能力を持っているから、陸に這い上がっても自分だけで生きていけます。しかし、従属栄養である動物は、植物が存在しなければ生きていけませんから、自分で勝手に丘の上に這い上がることは出来ません。

植物の上陸後、何千万年か経ってから動物は上がるわけですが、動物は上陸したのではなく、私はこれを勝手に〝残陸《ざんりく》〟と呼んでいます。どういう意味かというと、自分では這い上がっていく能力はないのですが、今から4億1千万〜3億6千万年くらいの間の5千万年間、これは地質学的には「デボン紀」と言われる途方もなく遠い昔の時代ですが、地球上の氣候の状態が大変に不安定で大きく変化をしていた時期で、海面が100メートルくらい上がったり下がったりしていた時期なんです。雨が降り出したら、3〜5年くらい昼も夜も絶え間なく降りっ放しで、止んだら数年間晴れの日が続くということで、海面が大幅に上下した時期でした。この時期、陸地のいたるところに小さな沼や湖や池などの水溜りが出来、ここに海水と同時に一部の魚が取り残されたんです。これが陸地に住む我々動物たちの先祖です。

この魚の中で、特に肉鰭《にくき》類には発達した胸鰭《びれ》や腹鰭があって、その鰭の根っこに筋肉が付いている一族がいました。シーラカンスの仲間だと想像してください。今でも一部生きていますが、彼らが水溜りに取り残された。ところが、環境が変化することでこの水溜りの水分はどんどん蒸発して飛んでしまって泥濘化《でいねいか》していく。つまりぬかるみの状態があちらこちらに出来上がっていったのです。

そうすると鰭は役に立たない。海水の中だったら身体を移動させるのに役に立ちますが、泥沼の中では全く意味をなさない。こうした状況では魚は死んでしまうわけですが、肉鰭類だけは生き残りました。それは、鰭の根っこについている筋肉をどんどん発達させ、胸鰭を前足にし、腹鰭を後ろ足にして沼の中を這いずり回るという芸当を覚えたからです。これが4足の動物が登場する前兆であったわけです。加えてこの肉鰭類は巨大な浮き袋を持っていました。それを使って酸素を取り込むことを覚えたんです。浮き袋が肺になったわけです。こうして、5千万年の間に沼の塩泥濘の中を這いずり回る生物に進化していきました。

その一部に、今から3~4億年前にうまく海底に舞い戻ることに成功した動物がいます。それが「ウォーキングシャーク」。これは1~2年ほど前に発見されました。インドネシアの海底3~5メートルくらいのところを、泳ぐのではなく自分の足で這って歩くサメです。これがどうも4億年前の生き残りだと最近の研究で判りました。ウォーキングシャークは、海底だけではなく陸地の岩の上を這いずり回ることも出来るんです。肺が発達して呼吸が出来るから陸地を歩くことも可能です。これまでお話したような「動物がどのように進化してきたか」というプロセスは知っていましたが、その生き残りがウォーキングシャークだ、ということについては、つい最近、偶然テレビの画面で教えられました。

従って、「残陸」というのが実体なんです。止むを得ず取り残されて仕方なく水溜りの中に居て、そこが塩泥濘に変わっていった中で進化をし、陸地に取り残されたわけです。

このことから考えてみても、我々動物は塩に対しては強いんです。一番簡単なのは、塩をたくさん摂ると喉が渇き水をどんどん飲みたくなる。そういうときは水を飲んで薄めて、塩が細胞に有害な影響を与えないよう生理的に調整をやっています。これ以外にも、「Na→K」の元素転換作用もありますから、塩分過剰なんて原則的に存在しないのです。

## 動物は元々すべて菜食主義

そして、植物は炭水化物を造ります。ですから丘の上で生活し始めた頃の動物たちには、食べ物は植物が造ってくれる炭水化物しかありませんでした。従って、動物はすべて菜食主義であって、肉食なんていうのはずっと後になって動物の数が増え過ぎ、炭水化物が足りなくなったときにお互いに共食いを始めたことで生まれた現象……という話です。このように、炭水化物が栄養の主役であることを忘れてはなりません。今私が申し上げたような概略を理解しておれば、現在世の中で言われている「炭水化物は有害だから食べてはいけない、極力減らせ」などという結論には決してならないのです。

ですから、塩が有害ということも、炭水化物を減らせという発想も両方ともおかしいと言えます。最近の医師は、学校教育を受けた後に直ぐ専門に入ってしまって、基礎医学的、あるいは隣接科学の世界、今申し上げたような進化論や地質学については、まったく学んでいない。私たちは大学の研究室時代に生理機能関連事項として、自主的に随分勉強しました。ある週刊誌の記事にあった「糖質制限で老ける、寿命が縮まる」なんてことを今頃になって言ってもダメですよ。こんなことは最初から決まっているわけですから……。

## 放射能数値の実際

次は、放射能についてお話しします。今、日本人は放射能アレルギーになりすぎていると私は思います。1999年の茨城県東海村での原子力事故が起きたときに、職員が2人放射能に被曝して亡くなっています。私の記憶に間違いがなければ、被曝した時の数値は7シーベルト(以後SV)。これは大変な数字です。これは7千ミリSVです。

放射能による自覚症状として、1SVくらいで〝放射線宿酔〟——二日酔いのようなふわふわとした症状が強い放射能を受けた時に現れます。ですから東海村の事故のときの数値は桁違いのレベルです。

## 玄米と放射能

自然医学の会員さんたちは玄米食を日常的に行っていますが、この玄米が放射能に対して大変な効果を発揮しています。玄米の中に含まれている糠、胚芽の中に放射能を排除する有効物質があるんです。これについては昔から、何がそうさせているのかわりあい最近まで判りませんでしたが、ある特定の成分があることが判りました。

その1つはグルタチオン。これは昭和30年前後に書いた私の研究の論文の表題に出てきます。グルタチオンとは、組織呼吸に関係があるのですが、当時としては葉緑素の研究から入っていったので非常に珍しかったんです。葉緑素、グルタチオン、イノシトール、これは糠の中に入っています。クロロフィルは青野菜の中の葉緑素です。これが放射能を身体の外に出すために大変強力な作用を持っているということが最近判ってきました。

玄米を食べている人は、グルタチオンとイノシトールを普段から日常的にしっかりと摂っているので放射能障害にかかる心配はないのです。先ほどの7SVくらいで亡くなったと言われていますが、これくらいの線量であってもここにいらっしゃる皆さんは亡くなることはない、と思われます。それは玄米食を食べておられて、糠・胚芽の成分が身体の中に入っているので、それによって放射能が排除されるからです。

## 秋月辰一郎先生の功績

一番いい例は、長崎の秋月辰一郎先生の研究です。1945年8月9日、長崎に原爆が落とされたとき、爆心地から1・4㎞という近距離にあった浦上第一病院で秋月先生は仕事をしておられたので、病院にいた60~70人の患者さんと共に秋月先生ご自身もかなり大量の放射能を浴びられました。この病院は丘陵地帯にありましたから、下の市街地で被爆をされた傷病者たちが山を這い上がってきました。原爆によって衣服も食べ物もすべて一瞬にして灰になる。もう何もなくなるわけです。皮膚の組織が溶けて、ツララのように垂れ下がった皮膚を引きずりながら山を這い上がってこの病院にやって来た方も相当居られたそうです。

そのとき、秋月先生は自分の病院の地下に大量の玄米と味噌と塩が備蓄されていることを思い出されたのです。それは、沖縄がやられたらアメリカ軍は九州に上陸してくるだろう。そしてそれは長崎から入って来るはずという予想の元に、日本陸軍はその進撃をこの丘陵地帯で食い止めろ、九州に於いて米軍を完璧に阻止せよ、との厳命を受けていたのです。そしてその拠点の1つとして、この病院の地下に鉄筋コンクリートの倉庫が造られ、そこに食料が備蓄されました。原爆が落ちて診療に必要なものも食べ物も何もかも無くなったときに、先生は、病院の庭にテントをこしらえ、そこで被爆された方々に玄米のお握りを与えられました。玄米ご飯に梅干しを入れて塩だけで握る、味噌がある間は味噌でも握りましたが、無くなってしまってからは塩だけで握りしめたお握りを与えました。

そして不思議なことに、この病院からは原爆症の方が職員を含め1人も出なかったんです。すべての人が大丈夫だったのは、この玄米の糠、胚芽にグルタチオンとイノシトールが含まれていたからです。ここにいらっしゃる皆さん方は、日頃玄米を食べてそういう生活をやっているわけですから、ここに今原爆が落ちても多分、大丈夫です(笑)。

## 玄米に含まれる有効成分

「グルタチオン」とは何かというと、動物、植物、細菌、ありとあらゆる生命体の基本にある、組織呼吸酵素である〝強力抗酸化物質〟です。酸化を防止するものです。これは玄米の他に、例えば唐辛子、にんにく、たまねぎ、ブロッコリー、スプラウト、そういうものの中にも含まれています。特に玄米の胚芽、ビールの酵母の中にグルタチオンはたくさん含まれています。これは50年以上も前の実験によるもので、グルタチオンは葉緑素によって活性化されるので、生態にとって葉緑素を摂ることはいろいろな病氣の予防・治癒に繋がっていく。葉緑素にはそういう作用があるんだということを発見致しました。

「イノシトール」とは、最近はイノシトール6リン酸（イノシトールＩＰ6）という言葉で、欧米の論文などに出てきます。これが非常に強力な放射線排除作用を持っています。原発事故などで予測できない大量の放射線を浴びた場合、即効性があるのはどちらかというとイノシトールの方ですね。とりあえずこれを与えるといい。でも、あまり効果がなかったとか、それは吸収が良くないからではないか、とかの風評があって、あまり完璧なものは出来上がっていないようです。サプリメントがあるにはあるらしいですが、私はまだ実際に利用しておりませんので、はっきりしたことは、今の段階では申し上げられません。

それから、「クロロフィル」。私はほとんどの患者さんに必ず処方していますが、それは、直接的な効果もあるし、間接的な効果としてグルタチオンを活性化する作用もあることから処方しています。

もう1つ「ケルセチン」。これも意外と放射能排毒に効果があります。これはフラボノイド系の物質で、強力な抗酸化力で細胞の核であるミトコンドリアを守り続けます。

原則として玄米の糠を食べている人は心配いりません。ずっと玄米食をやっていて、「自律神経がマイナス、消化管もマイナス」だったのが、一部消化管がプラスになり始める……といった方々が多くみられますが、これは消化管の若返り現象が起こっているということです。

腸内細菌叢も変わってきているので、こういう状態が起こっている方は、放射能障害ということを引き起こされる心配はまずないと考えてよろしいのです。現代の生活の中で過敏になりすぎている放射線に対しても、玄米食が有効だということを改めて理解していただきたいと思います。

## 3 「タンパク質必須論」の罠

私たちは今、医学・栄養学の大きな間違いの惨禍の中で生存しています。その大きな間違いをズバリ指摘すれば、それは、「蛋白質《たんぱく》必須論（＝蛋白質は必ず必要である）」という考え方です。あるいは「蛋白質万能論」と言っても良い。蛋白がすべてである——という考え方ですが、これはとても大きな罠《わな》なんです。現在、誰も抜け出すことが出来ないでいます。現代西洋医学・栄養学がずっとはまってしまっていてそこから抜け出すことが出来ないでいる現状を、自然医学を学んでいる私たちはしっかり把握していないといけません。皆、それに騙され、その罠の中でもがいている、という状況です。

具体的に言えば、例えばよく使われる言葉の中で、「良質蛋白」というものがあります。その蛋白質の質が良いとか悪いとか、動物性の肉類の蛋白は質が良いけれども植物性のものはおおむねちょっと質が落ちる、というようなことが言われています。しかし、それが本当かどうかを、私たちは自然医学の目でしっかりと見極めることが出来なければいけません。

それからもう1つは「高蛋白」と言われているモノです。蛋白質が量的に多く含まれる食べ物を指して高蛋白と言っているのです。それから時々使われる言葉に「プロテインスコア（＝タンパク係数）」と言われるモノがあります。その食べ物は身体の中でどれだけ蛋白質を造ってくれるのか——と、栄養分析値を土台にしてその係数を表すものです。他にもよく使われる言葉に「蛋白源」などもありますが、そんなものは存在しません。全くの嘘ばかりです。これらは新聞や週刊誌、あるいはテレビなどで朝から晩まで出てこない日はありません。我々は罠にはまってしまっている。この罠をこれから暴いていくのが、私ども森下自然医学の重要な役目です。

これは結局、「元素不変の法則」、つまり、元素というのは身体の中で変わらないんだ、という考え方を土台にしたモノで、現代科学の原則ですね。元素は変わらない——という考え方が本当ならば、この考え方は成立する。しかし実際には、元素は変わるのです。私たちの身体、生命体自体は原子炉と同じです。だから身体の中で元素はどんどん転換し変化していく。そのことを大きく見落としているために「蛋白質必須論」というモノが成立するのです。つまり、「元素不変の法則」を土台にして良質蛋白、高蛋白などの概念や言葉が存在している、と言えます。これから1つずつこの蛋白質論の化けの皮を剥がしていきます。少なくとも3つぐらい大きな問題点があります。

## デ・ニトリフィケーション＝窒素雲隠れ現象

最初に取り上げるのは、「デ・ニトリフィケーション」。すなわち、窒素雲隠れ現象についてです。

これは、20世紀の初めごろにフランスのある科学者が指摘しだした言葉です。それからもう120年くらい経っています。これは、窒素というのが、身体の中のどこに行ってしまったのか訳が分からなくなる現象のことを言います。どういう意味かというと、蛋白質というのは窒素を含んだ存在ですが、その窒素に放射能をラベルして調べてみても身体の中で消えてなくなってしまう。少なくとも排泄物の中に出て来ないのです。つまり、肉をたくさん食べて窒素の塊を沢山身体の中に摂り込んでも、その窒素が身体の中で行方不明になってしまう。この現象を120年前に発見した学者が「デ・ニトリフィケーション」と名付けましたが、未だに解決されていません。誰もその後問題にしていないわけです。

私たちが1951～52年頃にこの研究を大学研究室でやりました。私は1950～70年の20年間、大学の研究室の中で寝泊りをして自炊しながら研究を続けていたのですが、その初期の頃の研究です。

当時、保健所はよく〝野犬狩り〟をやっていました。1950年頃は10～20頭ぐらいの犬同士が寄り集まって行動していましたから――。当時の新宿は、大きなガレキなどが散乱していましたが、それを動かせるような機器が存在していないため、まだゴロゴロ残っていました。建物が何もなくなっていましたから、新宿の街に立つと東方に地平線が見えたんです。そして、新宿駅のちょっと高い所にあった8番線ホームからは、富士山がよく見えていました。特に秋口は冠雪した富士山が見え、その白富士の姿から私はいつも元氣をもらいました。

〝野犬狩り〟は針金の投げ縄を野犬の首に引っかけて捕まえ、保健所に連れてきて一晩置いてから翌日薬殺をする、ということが行われていて、夕方保健所に行くと何十頭という野犬がワンサカいたわけです。それでその中であまり狂暴化していない、まだ人になついてくるような犬だけを選び、貰ってきて実験をやっていました。

当時、食糧難で人間も食べるものもない中、犬に動物性の蛋白質を食べさせるわけですから、こんな実験は滅多に出来るモノではありませんでした。食べさせて排泄物を集め、窒素がどの程度出て来るかを調べました。肉をたくさん与えると排泄物の中に窒素は出て来なくなります。肉を止めてお粥や私たちが食べていた雑穀の穀物だけをあげていると排泄物の中にどんどん窒素が出て来る――という次第でした。

そして、窒素の蛋白と炭水化物の間には可逆的な関係があるらしい、ということが直ぐ判りました。「身体の中で肉の窒素は炭素に変わっているのか?」「そして、炭素は逆に蛋白に変わるのでは？」という感じをもったわけです。この実験をやりながらハタと思いついたのは、象や牛が大きな身体をしているのは、彼らが食べている雑草、野草、木の葉、そういうモノは炭素そのもの。この炭素が腸内微生物の作用で窒素に変わるから、あの巨大な肉体を造り上げることに成功しているのであろう、と思ったわけです。一方、肉を食べさせると体内で窒素がなくなってしまうというのは、炭素に変わるからだ——と実験を1～2年やっていくうちにそういう考えを持ちました。「窒素と炭素は、体内で相互に移行しあっている。だから肉（蛋白質）を食べることにこだわることはおかしい」と考えました。１９５０年頃、私たちは既にこのように読み取っていたのでした。

## 仏科学者ケルブラン氏の「生体内元素転換理論」

この問題に関連してもう1つ話しておかなければならないのは、ケルブランの「生体内元素転換理論」です。

ケルブランという方は桜沢如一先生と深い関係があります。ケルブラン氏は桜沢師匠を「先生」と呼んでいました。１９６６年、このケルブランの元素転換に関する初版本が出来上がったときに、桜沢先生はパリから日本に「日本ＣＩの幹部連中を全部集めなさい」と電報を打ってこられました。先生はその当時、半年から1年近くパリに居られたのですが急遽日本に帰って来られて、日本に滞在しておられるときにご使用の恵比寿にある日本式旅館「光雲閣」に我々14～15人を集められたのです。

そのときに先生は1冊の本を持って来られました。ケルブランの初版本でヨーロッパでもまだ誰も知らない本でした。その本をめくったところにフランス語で「我が恩師、桜沢如一先生にこの本を捧げる」というようなことが書かれていました。まだ本屋に本が並んでない時期に、桜沢先生はその初版本を引っ提げてパリから日本に帰られた。そして主だった弟子どもに本の内容を解説されたわけです。この「元素転換理論」を世界中で私たちが真っ先に知ったんです。そのときは、本当に興奮しましたね。そんなことがあるのか、と。これで世界は完全にひっくり返ってしまうだろう――と考えたほどです。

その日は夕方の5～6時頃、先生はパリからお帰りになられて、本の解説を1～2時間なさいました。私たちは夜通し侃々《かんかん》諤々《がくがく》議論をして朝になってしまったんです。私はその日、医学生たちに生理学の講義をする予定でしたが、そんなこともすっかり忘れて議論をしていて明け方になってからそのことを思い出しました。急いでタクシーを拾って学校に戻り、講義の準備を何もしていなかったので、前の日ずっと寝ないで議論をした「元素転換理論」を学生たちに話しました。ですから私の講義を聞いた医学生たちも大喜びで、私を介して直近の情報を得ることが出来たわけです。

この本の中には、アフリカのサハラ沙漠で石油採掘に絡んで筋肉労働をしているフランス人労働者たちに、フランスから食品分析を１００％完璧に行った食べ物をサハラ砂漠に送り、そしてサハラ砂漠から彼らの排泄物を完全にまとめてフランスに送る、ということを行って調べたデータもちゃんと含まれていました。ここでも同じ現象が起こっていたのです。動物性蛋白質を意図的に大量に与えた場合には、排泄物の中に窒素が出て来ない。それから反対に肉類を抜いて、炭水化物中心の食事をすると、排泄物の中にどんどん窒素が出てくる。そして、私の実験——そこからの推論と同じように窒素と炭素との間には相互関係があって、体内で窒素が炭素に変わり、あるいは炭素が窒素に変わったりする。従って「デ・ニトリフィケーション」のような現象が起こるのであろう、というようなことも書いてありました。

## 身体の中では何が起こっているのか

ケルブランの「生体内元素転換理論」は桜沢先生を介して真っ先に知ることが出来ました。それ以前から肉食時の窒素が身体の中でおかしな動きをする、ということへの宣明でもありました。しかし、こんな肝腎なことを現代西洋医学は未だに誰も問題にしていないし、指摘もしていない。これだけの問題があるにもかかわらず肉食を勧めるということは非常に無神経だと思います。

結局、どのように考えるべきか、という結論的な話をしますが、私たちの身体の中では炭素が窒素になる。つまり、私たちが食べた炭水化物が蛋白に変わるのです。現在、「炭水化物は食べなくてもいい」なんて言っている医者もいますが、それはこういうことが判っていないからの話でしょう。炭水化物を入れなくては蛋白質は出来ないのです。

では、蛋白を食べた場合にはどうなるのか。蛋白は身体の中で炭水化物に逆戻りするんです。従って蛋白源なんて言葉はカスみたいな話で、蛋白質が炭水化物・炭素に変わって、ここで初めて自分の身体のための蛋白が造り出される。体蛋白というのは全て自家製なんです。他の動物の蛋白を持って来て、自分の身体の蛋白を造るなんてことが出来るわけがない。自分の身体のための蛋白はすべて自分で造っている。だから肉を食べた場合には、つまり他者蛋白ですから必ず一旦炭水化物に戻して、そして自分の身体のための自家製蛋白を造ります。

ここでもう1つ考えておかないといけないのは、蛋白が炭水化物に変わって、炭水化物から自分の身体の蛋白に変わるのであれば、他者蛋白を食べても、炭水化物を食べても結局は同じではないかという議論が出てきます。しかしこれは違います。

生き物は新陳代謝を行っています。新陳代謝とは何かと言ったらこれは山と谷です。この上り坂の山では、ビタミン、ミネラルが酵素に変わっていく。ビタミンやミネラルが、私たちの健康のために直接役立っていると誤解をしている向きも無いわけではありませんが、これらはそのままでは何の役にも立ちません。私たちの体蛋白と結びついて初めて、〝ビタミン蛋白〟という形の酵素、あるいは〝ミネラル蛋白〟という形の酵素になり、「酵素」として初めて役に立つのです。

ビタミンCを使ったガン治療というのは、ビタミンCを何万単位もドカンと注射をしたら良くなると言っていますが、あれは錯覚。ビタミンCそのものは確かに人間の身体の酸化作用を抑えていく、という作用もありますが、大量に何万単位のビタミンCを入れても、身体の中にそれと結びつく蛋白が無ければビタミンCは全く意味を成しません。それに見合うだけの蛋白が準備されているかという問題があります。もし、この本物のビタミンCではなく合成のビタミンCなどの偽物であれば、すべてロスになります。大量の偽物のビタミンCを入れて身体の蛋白と結びつき、すべては……オシャカ。ビタミンC欠乏症を起こすことになります。最近こういう現象がたくさんあります。流行の栄養ドリンクなどは、その中のビタミンやミネラル類がほとんど偽物だから、身体に入れても何の役にも立ちません。逆に人工ビタミンCをたっぷり与えたがためのビタミンC欠乏症というのが起こってしまうのです。

新陳代謝は「上りの山」と「下りの谷」と両方があって、上りは天然のビタミン・ミネラルを使って大量に酵素を製造して人間の身体の成長や活動にプラスになるのだとすると、下りの谷では老廃物がたくさん出てくる。そして、肉を食べるというのは、この上りと下りの全体を摂っているということなんです。本当は、その動物自身の体内でやらなければならない仕事を、食べた人間が代わりに老廃物の処理を引き受けてやっていくことなんです。

この老廃物を処理するため、食べた人間は酵素をどんどん消費されて短命化する。肉を身体に入れなければ（食べなければ）何も問題が無いものを、半分老廃物の肉を食べることによって、自分の身体の中の大事な酵素が大量に費されてしまうがために寿命が縮まってしまうんです。肉食の人種が身体は大きくなっても寿命が短くなるのはそういう理由がある、とお考えいただければ、と思います。

## 4　生命エネルギーとしての塩

### 食べないことの人体実験

アレキシス・カレルの著書『人間この未知なるもの』は、歴史に残る名著の1つですが、この本を翻訳されたのは、私の恩師でもある桜沢如一先生です。この本にはたくさん大事なことが書いてあるのですが、その筆頭と思われるのは、「人間をあまり大きくしてはいけない」ということです。

この地球上の重力、氣圧、温度、湿度、そういう問題を多方面から検討してみると、地球の表面における適切な生物の大きさは、犬のスピッツやチワワくらいが一番いいんですね。それに比べると人間は少し大きくなり過ぎました。私も人間がこれ以上大きくなるのはいかがなものかなと考えています。そこで、人間をこれ以上大きくしないために大事なことは何かと言ったら、それは、食べ物をうんと減らすことです。その意味ではファスティング運動と理念は一致いたしますね。

実際、私自身がそういう人体実験を体験してきた人間です。小学校高学年から戦争に入り、中学2年の時に日米戦争が始まりました。だから、子どもの頃から、食べ物を充分に与えられていない。加えて勉強よりも軍事教練が多かったんですね。三八式の重たい歩兵銃を持たされて、毎日、毎日、山や谷を走り回る訓練をやらされていたわけです。それも、12～13歳の頃から、先輩や学校の先生に、「お前たちは東洋平和のために死ぬんだぞ」と教えられ、頭にはそれしかなかった。どうせ、22～23歳くらいまでしか寿命はない。死ぬ時には国の役に立って立派に死んでいこう。学生時代の十数年はその一念だけだったですね。今考えても純粋にそう考えていた。だからあらゆることに対峙して、それも真正面から取り組み、奮励、貫徹しようと努力してきました。

中学1～4年までの間は軍事教練ばかりで、5年の時には名古屋の軍需工場に高射砲の時計針管旋盤工として動員されました。この時、アルミの容器によそられた食事がでましたが、容器に浮かぶ表面の芋の葉っぱを箸でつまむと、容器の底の方に米粒が30粒くらい沈んでいるというのを朝・昼・晩食べさせられました。とうとう栄養失調で倒れて仕事ができなくなったのも当然の話で、仲間のほとんどはその様な状態だから交代で休んでいきました。工場の仕事ができなくなると、学校所在地の奈良に戻された。イモと豆、干し柿みたいなものは山ほどありました。米はない。肉も牛乳もない。けれどもイモと豆でも体力は回復するんですね。で、1

週間か10日でまた名古屋に戻るという生活をしました。そして戦争が終われば食料事情は良くなるだろうと思ったら、もっとひどい状態になっていきました。

というように、中学時代から、大学を卒業して何年かの間は、あまり食べ物を与えられない生活でした。成長期に食べ物を与えなければどうなるのか、という人体実験をやらされたようなものです。だから、身体はあまり大きくならなかった。そのような立場から見ると、この頃の若い人たちは非常に体格がよろしい。でも、体格だけ良くなれば、それで済むのか――ということが今日の主題です。

## 熱中症対策には塩を摂れ

この頃、人間がとても大型化し始めています。これは良いことなのか、悪いことなのかという判断はできませんが、先ほどの『人間この未知なるもの』の考え方に従えば、既に大きくなり過ぎているのではないか、と言えると思います。それからいろいろなデータの中でも、「乳製品によって身体が大きくなった人ほど、乳ガンの発生率が高くなる」という考えが出てまいりました。アメリカやヨーロッパでは非常に高いレベルで乳ガンの発生、あるいは死亡率がずっと続いていましたが、最近下向きになってきています。それに対して日本はどんどん増え続けていて、これは、日本政府の牛乳、乳製品推奨論に原因があると私はみているわけです。

ついでに申し上げておきますが、私のお茶の水クリニックに来られる若い乳ガンの患者さんたちは大柄な人が多く、全員冷え性で低体温でした。これは、永伊智一先生がいみじくもおっしゃられていたことですが、その理由の1つは水の性質にあるのです。水はお隣さんと仲よくしたいという女性的な性質を持っていて、たとえば、0℃の水を飲むと「私も0℃になりたいわ」と体温はすぐ0℃になろうとして冷えていくわけです。

今、日本でも道を歩きながらペットボトルの水を摂ったり、お茶を飲みながら歩いたりする姿をよく見かけます。特に夏場の暑い時期は、それがカッコイイと思っている。でも、あんなものは砂漠向きの行動です。アメリカはアフリカと同様の砂漠の国。だから、ペットボトルを口にしながら歩くのは不思議な現象ではない。それが、多湿の日本でも普通に見られるようになってきた。夏場の猛暑日などには、「水分をこまめに摂りなさい」、時には、「冷房を上手に活用しなさい」とNHKの報道番組でも言ったりしています。

ところが、去年の5月にインドで、42℃の猛暑で200〜300人の死者が出ました。このとき、日本のあるテレビ局がインドの白い長いひげを生やした老人にインタビューしている場面を偶然観たんですね。その老人は「夏場になっていく時、私たちはラッシーを飲んでいるけれど、ここ数日大変な暑さになっているので、この白いラッシーに塩を加えて飲んでいます。これが我々の常識なんですよ」と、見事な解説をしていました。彼はごく平均的なインド人のご老人だと思いますが、彼の言っていたことは図星ですね。日本人は「塩を摂れ」なんて誰も言いません。一度もそんな氣の利いた報道が行われたことはありません。インド人の方がはるかに知的レベルが高いと思われます。

## 生物の進化と塩

生命は海で誕生し海の中で進化をしましたから、塩が人間の身体にとって悪いなんてことは原則としてありません。

野生の動物にとっても、塩にまつわる話がたくさんあります。ついこの前のことですが、丹沢、奥多摩辺りの野生のアオバトが、毎日大磯まで塩水を飲みにくるらしいという話を聞きました。また、象なども、岩塩のある場所や塩水が噴き出している場所を知っていて、夜、それを舐めに移動するらしいのです。それを狙ってライオンなどが待ち構えているのですが、象たちは移動する際に、出発前からその日の犠牲者が決まっているみたいですね。犠牲になる象が食べられている間に残ったものがしっかり塩を舐めて戻ってこようじゃないか、という話がまとまった上で行動しているフシも伺われる。象はそのような塩舐めの行動を命がけでやっているのです。

また、ヒロズコガという蛾の一種がいます。雨が降った後に土の表面に水たまりができますが、そこにヒロズコガがやってきてその水を飲みます。そして、1メートルくらい先にその水を尻から噴出する。どうも水たまりの中の何かを摂取しているらしいと、ある生物学の研究者が調べたんですね。そうしたところ、水のナトリウムだけを身体の中に残し、ろ過した後の水分を1メートル後方に吹き飛ばすことが判りました。そして面白いことに、その水たまりで水を吸っている蛾はオスだけだったのです。オスがしっかりとそのナトリウムを身体の中に溜め、交尾をするときにメスの身体の中にナトリウムを送り込むことが判りました。だから交尾というのは、必ずしも精子を入れるだけでなくもっと重要な栄養的な役割もあるのです。それは、塩すなわちナトリウムをしっかり送り込み、卵巣の卵子が正常な発達をしていくことに繋がっていた——という話です。

今、男性がだんだん塩を摂らなくなってきて、塩氣が不足してきている。だから、ヨレヨレの精子は送り込めても、ナトリウムは送り込めない。そうすると、卵巣の卵子の発育が悪くなって発達障害などが起こる。今、いろいろな障害を持った子どもが増えていますが、それはナトリウムが足りないために起こっている現象と考えられます。現在、減塩、減塩と言われていますが、男はしっかり塩を舐めなくてはダメなんです。ですから私は、特に若い世代には積極的に塩を舐めることを奨めているわけです。

## 塩と寿命の関係

次はヤノマミ族についてお話いたします。彼らは、南米の北部、アマゾン流域のネグロ川、オリノコ川周辺に住んでいます。食べ物は獣の肉、魚、昆虫、キャッサバイモです。この民族が注目された理由は、彼らは塩というものを知らなかった事です。

ヤノマミ族は20世紀の半ば頃、西洋人によって発見された少数民族ですが、血圧を調べたら上が100で下が40でした。それで、調査にあたった学者たちは、塩が血圧を上げるという自分たちの考えを証拠立てるものとして鬼の首でも取ったかのように論文を発表したのです。ところが、この民族は、人生が40年、つまり平均寿命が40歳だったのです。日本でも「人生50年」と織田信長が死ぬ前に舞った話がありますが、それよりも短いんです。アフリカのマサイ族も塩を摂らないから元氣なんだという医学者もいますが、彼らも寿命は短いですね。

塩がない場合には、「レニン・アンジオテンシン・アルドステロン系」が働いて、塩を強制的に再吸収する、それによって血圧を上げるという緊急処置がとられる。塩がないためにこの系統を作動させる反応が強制的に引き起こされて腎臓が傷めつけられることで早死にする。人間は腎臓から死んでいくんです。海の中で生まれ海の中で進化した動物が陸の上に上がることで一番困るのは、身体の細胞が塩を求めている、その塩を調達するために腎臓だけが酷使されているわけです。このようなことから、人間は腎臓から死んでいくということを私は言明しています。

もう1つヤノマミ族を取り上げた理由は、短い人生を送っているにもかかわらず、非常に優秀だと思われる点があることなんですね。それは、生まれた胎児を精霊だと判断している点です。子どもが生まれると、母親の意見が一番尊重されるのですが、その部落20～30人の総意としてこの子を育てるかどうかを協議するんです。「ここ1～2年、いい食にありつけない、それではかわいそうだから育てることをやめよう」と判断された場合には、胎児は臍の緒をつけたまま胎盤と一緒にバナナの葉にくるんでシロアリの巣の上に置かれる。10日から2週間たって胎児の形がなくなったころに、胎児を食べたシロアリの巣を燃やして天に還してあげるという、格調高き昇天の儀を執り行うのです。

また彼らは、もし捕まえたイノシシやバクなどの動物が妊娠している場合は、腹の中の胎児は絶対に食べません。ちゃんと成長できるように、その動物の餌がたくさんありそうな所にそっと持って行きます。なぜそうするかというと、胎児は精霊であるという考え方を彼らの人生哲学として持っているからです。胎児はなるべく大事にし、自然に生きていける方法を彼らなりに考えているわけです。

## 乳製品と乳ガン

乳製品が日本に拡がっていくきっかけとして「赤ちゃんコンクール」というものがあったのをご存知でしょうか？　１９４９年にはじめて厚生省（当時）が行い、１９５１年には、森永乳業が「８ヶ月赤ちゃんコンクール」を行いました。これは、大学病院でも、森永や雪印の乳業会社が、お産の終わったお母さんのところに、「おめでとうございます」と顔を出して挨拶をして回り、その時に缶入りの自社製品の粉ミルクを「引き続きお飲みになったほうがいいですよ」と提供する風習があったんです。要するに、赤ちゃんコンクールは企業の生存競争でもあったわけです。

ところが、1956年に砒素ミルク事件が起こりました。液体を粉にするためにはある種の触媒が必要で、それが砒素だったのです。西日本で大騒ぎになった事件でしたが、厚生省と乳業会社が話をウヤムヤにしてもみ消し、不問に付したような状況のまま10年以上たってしまったのですが、大阪大学の丸山博教授が、「まだまだ問題は解決していない。どんな後遺症が残っているのかを追及すべきだ」と委員会を立ち上げられ、それと同時に「赤ちゃんコンクール」の結末を知りたいということで、私の所に連絡がありました。十数年前に関東地方の赤ちゃんコンクールで優勝した子ども達がその後どうなったか、という追跡調査を丸山教授から依頼されたのです。

調査の結果、彼らは皆、小学校をまともに卒業していませんでした。体重面だけで「立派になられましたね」と言われた子は皆、病氣持ちで小学校に入学する前に死んでしまうか、入学しても肥満体で運動会でもロクロク走れないわけです。そういう実例を10年間に亘って調べておられ、そこに私どものデータも付け加えて、厚生省や当時の文部省にかけあった結果、「赤ちゃんコンクールなんてバカなこと止めましょう」となって終わったんですね。

**グラフ1**と**グラフ2**を見ると、お米の消費量がどんどん減って、代わりに1960年から乳製品がどんどん増えて、これと乳ガンの罹患率の上昇とがピッタリ重なることを示しています。

今の牛乳は何が問題かというと、1つは妊娠している牛の乳の中には卵胞ホルモン、黄体ホ

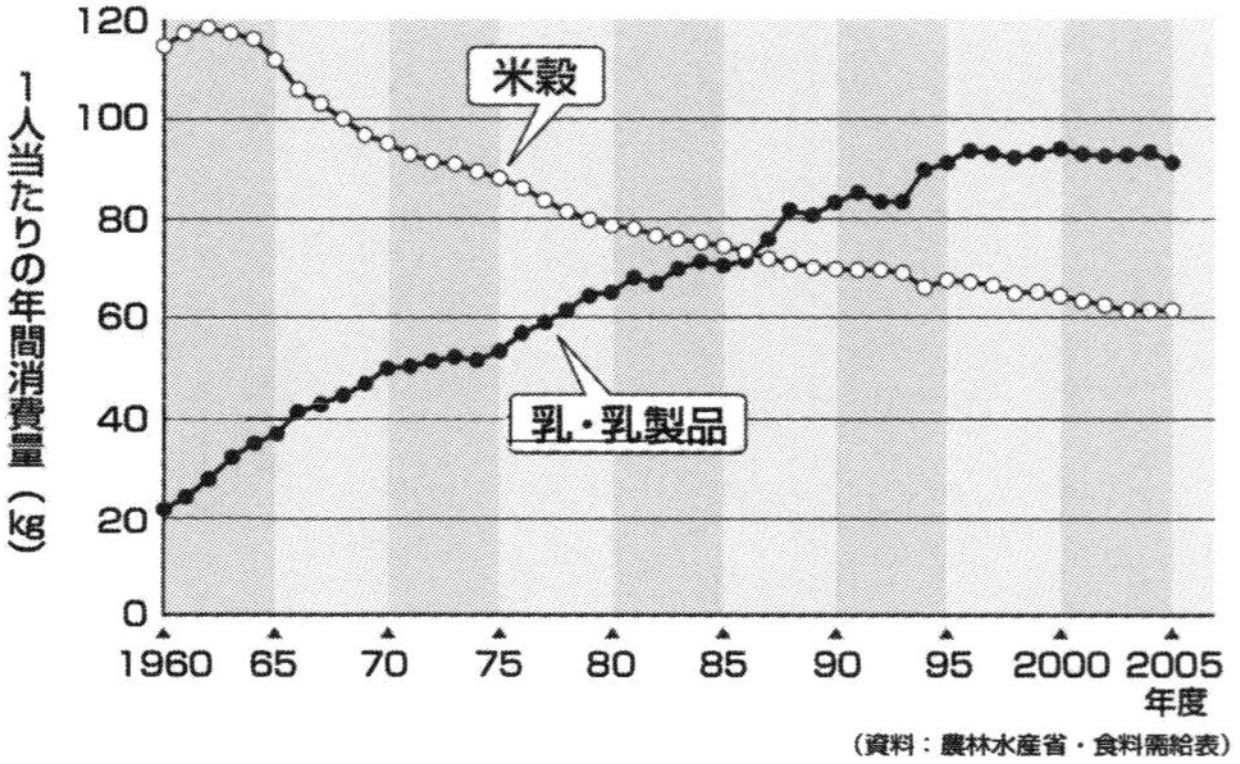


グラフ１　米穀と乳・乳製品の消費量の推移

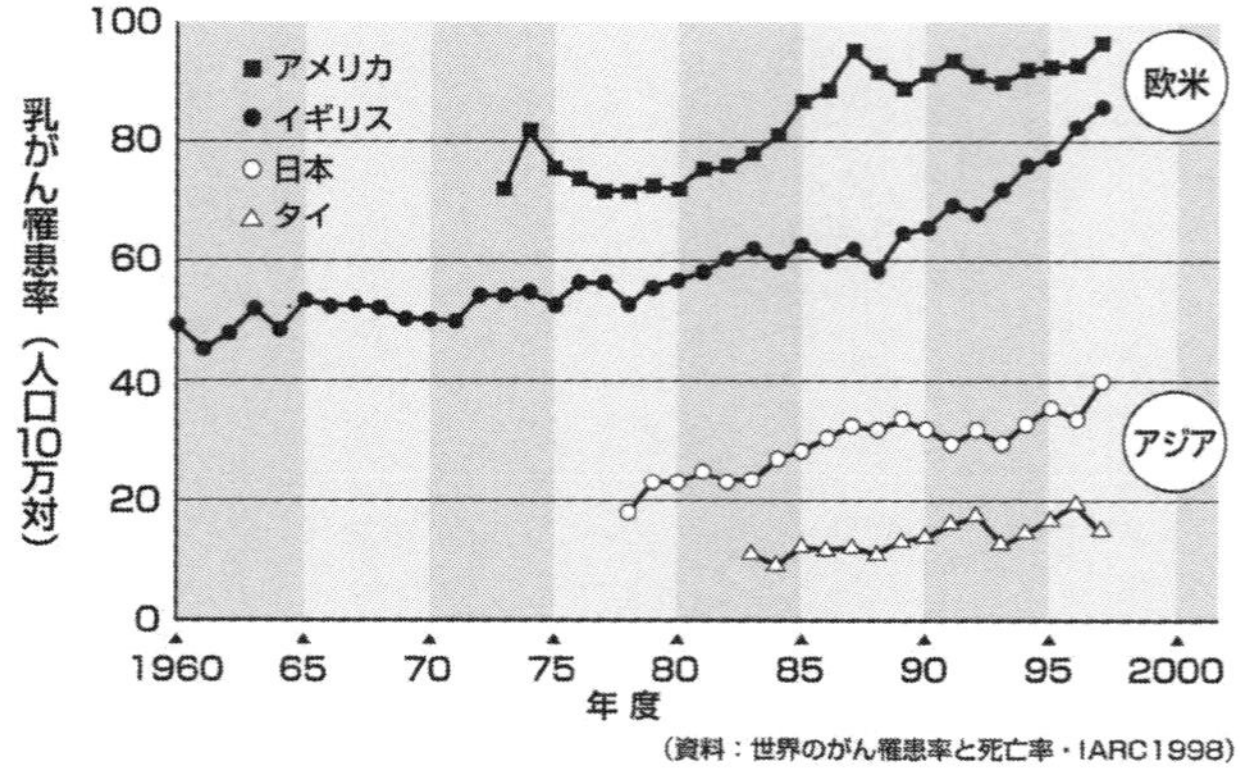


グラフ２　世界の乳ガン罹患率

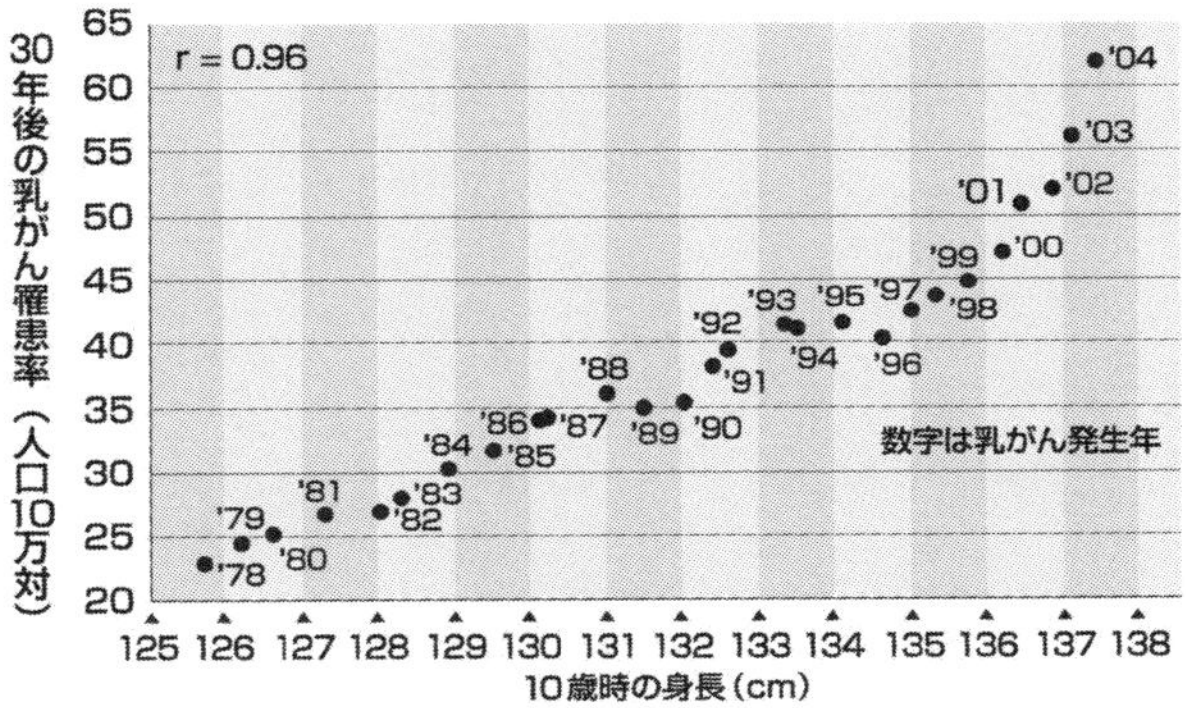


グラフ３　10歳時の身長と30年後の乳がん罹患率

ルモンがどんどん出てきて〝ホルモン入りの牛乳〟になっていることで、それが女性の体格をどんどん大型化させ、乳ガンだけではなく、子宮ガン、卵巣ガンを発生させているのです。男性の場合には、前立腺ガン、精巣ガン、睾丸ガンなどを発症させる原因となっています。

**グラフ３**は、10歳の時の身長と30年後の乳ガンの罹患率の関係を表しています。たとえば、１９８２年に10歳で１２８㎝だった場合には、30年後に人口10万単位の罹患率が27と出てきて、２００３年に10歳で１３７㎝の子どもは、罹患率は約57と、非常に高くなるんですね。つまり、牛乳を飲ませて大きくすればするほど、乳ガンにかかりやすくなる——というわけです。

ですから、皆さんの考え方を革命的、コペルニクス的に転回させ、モノの考え方を切り替えていくことがとても大事だとお考えいただきたいと思います。

いろいろと問題は山積しています。それをこれから徐々に1つひとつ紐解いて参りたいと思います。

## 5　ガンほど治りやすい病氣はない

### 日本の伝統医学の放棄は大きなマイナス

今日は「文化の日」だそうですが、私どもには「明治節」と言った方が、通りがいいですね。私たちが子どもの頃は明治節、明治天皇がお生まれになられた日、11月3日はそういうおめでたい日であると教えられてまいりました。

この明治という時代はご存知のように、明治2～3年頃から維新が始まりまして、いわゆる明治維新でありますが、これによって日本が欧米列強に抗して世界的な立場、地位をつくり上げるという大変偉大な改革がなされたと教えられておりますが、間違いもありました。功罪半ばする明治維新であったと私は考えております。罪の方をとりあげると、日本にとって大きなマイナスであったというのは、それまでの伝統医学を放棄したということです。これは大変大きな失策であったと言わざるを得ないのです。

なぜそういう現象が起こったのかというと、明治維新というのは、二十歳ちょっと過ぎの若者、20人くらいでやった維新なのです。大変立派な方たちが東奔西走して作り上げたというような、そういうものではない。割合に簡単にやってのけた。長老と呼べるような者がこの仲間の中にいなかった。外国のものはすべて舶来礼讃的に受け容れた。しかし、国内のいろいろな考え方、風習、生活習慣、そういうものはすべてかなぐり捨てた方がよいという考え方で、かなり独断的に問題を処理して来た。その中の1つの問題として、長年継承されてきた日本的な伝統医学、それを迷信として片付けてしまいました。これは大変大きな間違いであります。

東洋の国々を見渡してみて、伝統医学を持っていない、存在していない国は日本だけです。中国には数千年来の漢方医学がある。もちろん西洋医学もあります。インドにもアーユルベーダという伝統医学が今でもちゃんと機能している。西洋医学も少しあります。韓国にも、4つの現象を元にした四象医学という伝統的な医学と西洋医学がある。私の友人が韓国で四象医学の大きな病院をやっておりますが、これはどんどん発展して、拡張また拡張で大変な賑わいを見せています。四象医学という伝統医学をやっているがゆえに、韓国の慢性病の患者で少しお金持ちや裕福な人は、全部この病院にやって来るのです。

## ネットでは手に入らない本当の情報

私は2～3日前に中国から帰ってきたばかりです。数日間向こうの「長寿文化祭」に招かれ、長生きの問題について特別講演を行ってきました。

私は今まで、１９７５年から40年間、60数回にわたって実際に全世界各地の長寿郷を、現地に出かけて調査をやって、そしてそのデータを分析して、ということを続けてまいりました。そのようなことをやっている人は恐らく世界で私１人くらいしかいないはずです。

みんな今、外へ出かけて行かなくても自分の家の寝床ででもインターネットを開けば情報を拾えるわけですからね。インターネット留学、みんなそれしかやらない。

特に長寿郷調査なんていうことは、行き帰りの時間が大変なのです。昔のソ連時代、コーカサス地方に行くだけで片道2～3日くらいかかりました。まずモスクワで調整に1泊か2泊を要する。これは、ソ連政府が特に初めて入ってくる人間はスパイ容疑でいつでも捕まえることが出来るようにしておくためです。ソ連のどの辺に泊まるかなんていう情報は出発前に一切得られない。向こうに行って初めてガイドさんに案内されて、今日はロシアホテルとか、今日は別の所なんてことが判るわけです。それは政府の当局だけが知っていることであって、1日か2日留め置きしている間に、何か問題が起きたらすぐ捕まえられるようにちゃんとやっているわけですね。行き帰りが本当に大変で、それで疲れてしまう。

今は何でもインターネットで調べることができます。これは超便利なものではありますが、本当の情報というものはまず手に入らない。皆同じことを言うことになる。例えば、「人生１２０年」とよく言われますが、こんな情報は、だれも自分で調べていません。だから１２０年という情報がアメリカから出たりイギリスから出てきたりすると、日本の学者たちは、そういう情報は皆120年で片づけてしまうのですね。

実際に私は、この中国の「長寿文化祭」で皆さん方にデータを示して、ご覧いただいたのですが、150歳という何人かの方をご紹介しました。この方たちの内臓の状態を「氣」を使った氣能医学の方法で全部調べてみました。

これは写真で判定できるのですが、ただし今のデジタルカメラではダメですね。仏像に光背といって背中から出る光がありますね。修行を積んだ人は皆光背がはっきり出ていたし、昔の人は修行を積んだ人から放たれているオーラをちゃんと目で見ることが出来たという証です。人もそれぞれ違うオーラを出しています。それはその人の身体に関する情報です。その人の内臓の状態、精神状態、すべての情報が全部入っている。フィルム写真にはそれが写るのです。写真に写った光背、情報を分析して、その人の身体、特にガンがあるとかなどが全部判ります。私は、それを利用してずっと今まで診療をやってきたのです。

## 抗ガン剤は元を辿れば毒ガス兵器

中国でもインドでも韓国でもチベットでも、東洋の歴史を持った国においては、自分の国の伝統医学が中心であって、西洋医学は、災害外科医学として使われているだけなのです。自動車事故を起こした、じゃあ西洋医学だな、救急車が走りこむのは全部西洋医学。慢性病の場合は東洋医学の方がはるかに優れているから、西洋医学なんかいらない。全部伝統医学で治療をするというわけです。

しかし、日本の場合は明治維新で伝統医学を完全に捨ててしまいましたから、西洋医学の病院しかないのが現状です。慢性病患者がそこへ行けば、まず、必ず薬を処方されることになる。これでは薬殺ですね。特にガンの場合はそうです。抗ガン剤は、皆さんはご存知かどうか判りませんが、私が学校を出た１９５０年代には、「ナイトロミン」という1種類しかありませんでした。「ナイトロミンとは何ぞよ」ということで、あるとき私は、当時、大学も爆撃でほとんどやられ、図書館に本がなかったのであちらこちら駆けずり回って、最後に国会図書館でようやくそれに関する文献を見つけて調べたことがありました。

ナイトロミンという抗ガン剤は、ナイトロジェンマスタードの略です。ナイトロジェンマスタードは何かと言ったら、第一次世界大戦のときにドイツ軍が使ったイペリットという毒ガス。それを吸ったら1秒、2秒しかもたない。コロッとひっくり返って終わりです。それに由来するものという意味で、ナイトロミンという抗ガン剤が1種類だけ存在していました。

今はいろいろ枝分かれしました。成分があまりにはっきりし過ぎる、正体をくらまそうという考え方もあるのでしょう、別の、訳の判らない名前に抗ガン剤は変わってしまいましたが、原理は1つ、毒ガスです。毒ガスだったらガン細胞だって死にます。そういう意味で頭の毛が抜けるのは、毛根にだけ作用しているからではありません。内臓にも同じ現象が起こっている、ということを忘れてはいけない。だから薬殺されるのは当たり前です。抗ガン剤で治ったケースは、おそらく私は絶対にないと思います。小康状態を得ることはできます。相当体力がある人で他の自然な薬剤、あるいは食生活とバランスをとってやれば、小康状態が一時的に得られることはあるだろうと思いますが、それで完全治癒なんてことはありうるわけがない。

だから慶応病院の近藤誠先生のように、結局は放置療法ということになるわけです。何もしないのがいい。あれは正しい。あれは、私が1960年に提唱した「現代医学における3大療法――手術、化学（薬物）、放射線――というのは役に立たない、それは廃止すべきである、ただし、その代わり食事療法があります」です。「玄米菜食療法」というのは私が提唱したものので、これについては、国会でも証言しました。私は国会（衆議院科学技術振興対策特別委員会）証言もやっているんです。1966年と1968年の2回、ガンは食事療法でなければ治らないということを提唱しています。「マクガバンレポート」（1977年）が出る11年も前の話です。今いろいろな食事療法をやられるドクターたちが、「玄米食を中心に……」なんて言っていますが、それは医学界では私が言い出したことなんです。

## 現代西洋医学は戦陣医学

結局、現代西洋医学というものの素性は何かというと、これは「戦陣医学」なんです。古代ギリシアのヒポクラテス時代の医学が引き継がれ、ずっと改革、改良を重ね、非常に優れた活用、実用に耐える医学のレベルまで前進してきた、というわけではないのです。ヒポクラテスからの伝統の医学の流れが歴史上でプツッと切れるのです。

１８５３年、クリミア戦争という有名な戦争がありました。ロシアが南下して来る。トルコがそれを抑えようと、ロシアとトルコの間で戦争が勃発するわけですね。トルコに対してイギリスとフランスが加勢をしまして、早速イギリスの軍隊が黒海のクリミア半島に敵前上陸します。この前、冬季オリンピックが開催されたソチという街がありましたね。黒海の地図をよく見られたら判りますが、黒海の天井の部分に、ちょうどノドチンコみたいにぶら下がっている半島がある、それがクリミア半島です。その東の方に海沿いに目を移していくと、ソチがある。そのすぐ隣にスフーミーという街がある。ここを私はよく知っています。そこは、コーカサス山脈の長寿の調査をやるときの調査の拠点だったのです。だからソチもよく知っています。あの辺のソチとかスフーミーは、ロシアの有力者や有名な共産党のお偉方の別荘がたくさんある場所です。スフーミーを拠点にしてコーカサス地方の調査をやっているときに、あるドクターからクリミア戦争の話を聞いて、それで私は興味を持って日本に帰って来ました。

クリミア戦争というとあまり縁がないと思われるかもしれませんが、ナイチンゲール部隊がはじめて活躍したのがクリミア戦争。イギリス軍が黒海の南西のあの狭いボスポラス海峡を通って、そしてまっすぐに北上してクリミア半島に上陸する。そのとき、１００人足らずの若い女性群が、イギリス軍部隊の後にくっついて上陸しました。これがナイチンゲール部隊です。

この部隊の看護師たちにとって病人と言ったら、戦場で鉄砲の弾に当たって倒れたという、若い元氣のいい兵士たちしかいないわけです。鉄砲の弾に当たった直後は、脳の働きが半分停止している状態ですから、イギリスの軍医がすぐにその場で鉄砲の弾を取って、あとはナイチンゲール部隊が止血をする、血を完全に止める。そして腐り止め、防腐作用を完璧にやることに成功しさえすれば、あと数ヶ月、あるいは半年くらいの間に完全に元に回復しました。

このような話はナイチンゲールの功績として評価されていますが、治るのが当たり前ですね。もともと健康な兵士ですから、鉄砲の弾に当たって倒れても、鉄砲の弾を手術で取って止血を行い、防腐作用が完璧に行われれば、元通りの健康状態になってしまいます。

しかし、慢性病の場合は違います。慢性病には年齢的な問題、生活習慣、精神状態、食生活の問題などが絡んできます。そして今、食べ物に関しては非常に悪い状態になっていると言えます。

## 平和を唱えるなら食生活を見直そう

今、日本人の肉食化はご覧の通りです。肉食が今どんどん日本の若い連中に流行っているみたいですが、あんなものを食べながら平和を唱えるなんて、それは自己矛盾です。特に牛肉1キロを作るのに、学者の計算によって違いがありますが、だいたい12〜13キロ、あるいは14〜15キロの穀物と野菜を牛に食べさせないと1キロの肉ができない。つまり肉食者は10人前以上の人間の食べ物を独り占めしながら平和だ、戦争反対だ、と言っているような話。そんなものは通用しない。

だから、平和運動をやっている若者たちに、もし本当に戦争反対、平和を考えるというのであるならば、まず自分の食生活を変えるべきである、と言いたい。肉食をしながら平和を唱えるというのは大変な矛盾である、ということを私は昭和32年の時点から講演をして歩きました。今でも、その考え方は間違いではない、と思っております。

地球そのものの人口の定員は学者によって違うのですが、20億人前後だろうと言われていながら、現在75億人が暮らし、3倍以上定員オーバーしているのです。だから、今いる人間が戦争を起こさないようにする唯一の方法は、私どもが3食食べているごはんを、1食にする以外に方法はないのです。その意味で私は減食療法、「食事を減らそう、3食食べているのを2食、あるいは1食にしよう」という運動はとても良い方法だと考え、私ももちろん実践している。私自身は1・5食です。私の食生活は、前の日の玄米が残っていれば、翌朝お粥にして食べる。昼は食べる時間がない。夜食べるだけ。1・5食くらい。それをずっと30年40年、ひたすら黙ってやり続けてきている。だから私は平和を唱える資格がある、と自分では思っています。

クリミア戦争のときにイギリス陸戦隊とナイチンゲール部隊が上陸して、鉄砲の弾を取って消毒をし、止血を行い、良くなったというこの実績を、今の西洋医学は慢性病に適用できる、と短絡的に考えた。例えばガンであれば、鉄砲の弾の代わりにガンという腫瘍、病巣そのものを取って、そして身体の中ですから、外から薬をつけるわけにいかないから薬を飲ませる――という方式で、ガンが治ると踏んでやったわけです。

結論的にいえば、災害外科的なこの方法を慢性病に適用しようとしたところから、現代西洋医学の失敗は始まりました。もう完全に失敗している。今、病院の建物は立派になっているけれども、何も進歩していない。ガンがどうして出来るのかということすら判っていません。

船瀬俊介先生の本の中にも書いてある話ですが、いくつかの国で1週間くらいの間、医者たちがストライキを起こしたところ、死者がほとんどいなくなってしまった――。現代西洋医学はその程度の医学なんです。医者が仕事をやらなければ皆、生き延びることができる。仕事をしていると皆、毒ガスの抗ガン剤などを飲まされ、死んでしまう。その程度の医学だということをちゃんとご承知おき願いたい。

東洋の中国、インド、韓国の人たちは賢いですね。それらの国では、外科の病院がほとんど流行らない。なぜかというと、救急車が出入りするのは災害救助だけに使っている。慢性病の患者というのは、みんな伝統医学の病院に入院してじっくり3ヶ月、半年、というふうにその国の伝統的な療法によって治療を行っている。これをきれいに使い分けている。日本はそれができていない。明治維新でバカなことをやったために、使いものにならない西洋医学しか存在しないからであります。

## 6　ゲルソン療法の真実

ゲルソン療法は有名なガン治療の療法です。

私自身がゲルソン療法を初めて耳にしたのは、1951年です。1950年から1970年まで、大学の血液生理学教室という研究室に入り、「食物と血液とガン」についての関係性を研究していたときでした。そのとき聞いたゲルソン療法の内容を、私は今でも鮮明に覚えています。

1951年、私はまだ研究室に入ったばかりの駆け出しのぺーぺーだったのですが、大先輩が「こういう論文がある」と、ドイツ語で書かれていた論文を前の晩に一晩かけて大体を要約し、ゲルソン療法の要点を提起してくれたんです。この先輩は、日本の大財閥の主治医にもなられた方で、その財閥から、「いま自分がかかっている病氣から1年命を延ばしてくれたら、私の財産を半分あげます」と言われたそうです。その方の財産がどれくらいだったかは知りませんが、何十億という財産の半分をあげるから、1年間だけ寿命を伸ばしてほしい、その間にどうしてもやっておきたいことがあるのだ——と言われたそうです。

それからしばらく経ってから、その先輩医師の誘いを断りきれず、とうとう特別な薬を造るためにちょっとだけ研究のお手伝いをしたことがありました。この大先輩がゲルソン療法の論文を翻訳されて、「ゲルソンはこう言っている」と示してくれたことをキッカケに私たちの研究室では議論が百出して、「それは面白い！」とか「そんなデタラメな！」とかいろいろな意見が出て、教室の中がパニック状態になったことがありました。

このときの話は、いまのゲルソン療法の内容とはかなり違います。１９５０年頃、ゲルソンがゲルソン療法と共にデビューしたときの考え方と、いま日本で広まっているものとは相当違っていて、いま私たちが知っているのは全く別のゲルソン療法に見えます。当時、ゲルソンが言っていたことは、大きく4つに分けられます。

## 本物のゲルソン療法の４つの特徴

まず、穀物というのは、発芽抑制因子といって発芽しないように内側から発芽を抑える要因（ファクター）を持っている。これが、身体に対してマイナスの要因として有害に働く、と言っています。

現在、「玄米は有害だから食べない方がいい、でも発芽させたらその毒性が抜けるから発芽玄米を食べなさい」という考えが一部に広がっているのを御存知でしょう。恐らくこの考え方と通底した考え方であると思われます。ただし、私なんかはずっと発芽抑制因子もろとも玄米を食べ続けてきたわけです。有害成分を食べて来たのは、私だけではない。私なんかよりもずっと長期にわたって玄米を食べながら長生きをしていらっしゃる先輩方はたくさんおられます。それは毒も一緒に食べながら長生きをされているわけです。そんなに氣にする必要のない問題だと思います。

食物として分析をすると、確かに発芽抑制因子という毒成分が認められるのかもしれませんが、食べた場合は、それが身体の中で直ぐに簡単に分解されて何も有害な作用はしませんよ——という程度の話なんだと思うんです。だから発芽させた玄米じゃないと食べてはいけないという話にはならない、と受けとってくだされればよろしいと思います。

2番目の問題点は、新鮮な野菜、果物をしっかり摂りなさいということです。これは間違いではありません。皆さんもよくご存知のように、野菜や果物にはビタミン、ミネラルがたっぷり含まれているからです。ただ、一般的に勘違いされているけれど、ビタミン、ミネラルそのものが我々の身体の中で有効な働きをしているわけではないのです。これらは身体の中で必ず酵素に変わっていく。ビタミンAもビタミンB、C、Dも身体の中の蛋白と結びついて酵素になり、ミネラルも同じく、身体の中で蛋白と結びついて酵素の骨格になる。酵素になって初めて役に立つのです。ビタミンもミネラルも身体の中でそれだけで健康に寄与しているわけではなく、蛋白と結びついて初めて出来ることなんです。

ですからこういう問題が起こります。例えば、昔はビタミン類は野菜や果物から実際に水や油に溶かして抽出し、ビタミン剤として売っていたのですが、今はほとんどが合成なんです。石油廃液の中のある物質からスタートしている。それらはかなり似ているけれども、天然のビタミンやミネラルではありません。疑似ビタミンです。

これらが市販されてもう40~50年経ちますが、疑似ビタミン剤を飲んでいると、これが人間の身体の中の蛋白と結びついてちょっと異常な形の酵素を造り上げるんです。そういう状態になっているときに、本物のビタミン・ミネラルが入ってきても身体の中でそれらと結びつく蛋白が足らなくなっていて、〝疑似ビタミンによるビタミン欠乏症〟という虚像が出てくるのです。「私はビタミンをたくさん摂っているから大丈夫」なんて言っていながら、実際はビタミン欠乏症になっているケースが沢山あるのが現実です。

そして、毎日、果物や野菜を「ジュースなどにして○リットル飲みなさい」とか、「○kg摂らなくてはいけない」とか言われています。しかし、量的にはゲルソンが言っている量は多すぎます。日本人の身体には入り切れません。そんなに沢山の野菜、果物を入れる必要はないと考えられます。

3番目は塩分カットについてです。ゲルソンは、塩を完全に断った方がいい、という考え方です。肉食人種は必ずこういう考え方をします。それは、食肉の中に血液の成分が含まれていて、この血液は塩を沢山含んでいます。だから血の滴るようなステーキなどを食べるとそれだけで塩分がたっぷり身体の中に入ることになります。ですから、肉食人種は塩分をカットした方がいいのです。ステーキを食べるのにたっぷりと塩をかけて食べたりしたら、それによって塩分が過剰になってくる。そういう意味において、塩分を少なくした方がいいという発想は当然のごとく生まれてくるわけです。

そして4番目に言っていることは、生まれたばかりの、まだ羊膜に包まれてそこから出られないでいる状態の牛の子どもを、親元から離して隣の部屋に運び込み、この牛の子どもを直ぐにバラバラに裁断し、大きな窯の中に放り込んで煮出して作った「ピューレを摂る」ということ。これが彼の最初の考え方にありました。しかし、さすがにこれは、いくらなんでもガンを治すためとはいえ、生まれたばかりの牛の子どもをそのようにして食べるというのはひどすぎるではないか——という反響がヨーロッパでも出てきたそうで、5～6年後の論文ではカットされ出てこなくなりました。

つまり、穀物を止める、塩を止める、新鮮な野菜・果物だけでやろう、というのがゲルソン療法の考え方になるわけです。

## ゲルソン療法が変貌した分岐点

ゲルソン本人が唱えたゲルソン療法の論文はこのようなものでしたが、日本ではこんなことを誰も知っていません。自分はゲルソン療法を指導していると言っている医者たちでも、このようなことを判っていません。穀物、つまり米も麦も食べてはいけない、塩もダメ、野菜と果物だけでやる、と言っているのですが、日本のゲルソン療法では皆知らない話ですが、実をいうととても重大な分岐点があったんです。

有名な翻訳家で今村光一という方がおられました。日本で一番早くゲルソン療法を翻訳されたのもこの方です。私はこの方のことを名前はよく存知上げていました。後になって判るのですが、彼は千葉県外房の鴨川で開業し、ガン治療のための塾を開くのですが、実はその1〜2年前にお茶の水クリニックにやって来られました。突然電話がかかって来て、「是非、御高見を賜りたいことがあるのでお伺いしてよろしいでしょうか」とおっしゃった。それで「あの有名な翻訳家の今村さんですか?」と聞いたところ「そうです」と言われたので、「どうぞいらしてください」ということに。結局彼は3回ほど来られたのですが、毎回1つずつテーマを持ってお越しになられました。

## 今村光一氏のテーマその1「玄米食は不可欠か?」

最初に来られたときは、「ガンを治すのには、玄米飯を絶対に食べないとダメですか。玄米食は不可欠ですか」とのご質問でした。後で考えてみたら、ゲルソンが一番に否定したのは穀物。先ほどお伝えしたように、発芽抑制因子という有害因子を穀物は持っているから米も麦もダメである、という「穀物はダメだ」という考え方です。だから私は反対に、「玄米を食べれば新陳代謝が異化作用回転し、排毒作用が促進するのですから当然でしょう」と説明しました。

これは、真っ向からゲルソン療法と対立する論点です。さすがに彼は良いポイントを掴んでいました。「玄米食でなければ、どうしてもダメですか?」とかなりきつく念を押してきたんです。だから私はいろいろ説明をしました。日本で一番自然治癒の実績を挙げているのは、誰が何と言ったってお茶の水クリニックです。お茶の水・森下クリニックほど、たくさんのガンを自然治癒させた症例を持っているクリニックは他にありません。その私のところで真っ先に「玄米食は絶対的に必要ですか?」と念を押してきたのです。だから実例の話をして、「極端に言えば、玄米にゴマ塩をかけて食べていただくだけで、ガンが治癒したケースだってたくさんあるんですよ」と説明したわけです。

さすがにそのときには「う〜ん」と考え込んで居られましたね。「玄米だけで治るなんて本当ですか?」という言い方でした。だからガンを治す場合に一番大事なことは、その玄米のご飯を美味しく上手に作って提供する、ということ。「玄米と味噌汁、梅干し、漬物、それから野菜の煮つけくらいで『あー、ボクは幸せだな〜』と思えるようになったときにガンは本当に治るんです。これは自信があります」と言ったら、「そうですか」とおっしゃいましたが、ゲルソン療法に米や麦など穀物を摂ってはダメだと書いてあるわけですから、彼は相当思い悩んだのでしょうね。玄米がそんなに重要な役割を果たしているモノである、という大きな問題点を私のところに来られて真っ先に直言されたわけです。

## 今村光一氏のテーマその2「野菜は葉か根か？　生食か加熱食か？」

2回目には、「野菜食は必要でしょうね」と言われる今村氏に、「もちろんですよ」と私。彼が突っ込んできたのは、葉っぱ（葉菜類）が良いのか、根っこ（根菜類）が良いのか、それから生が良いのか、煮た方が良いのか、という問題提起だったんです。

それについては、葉菜類も根菜類もどちらも必要であるし、生で食べても煮てもいい。それよりもむしろ、野菜と果物を摂り過ぎて身体の中に余計な水分が溜まり過ぎることが良くない——と申し上げました。

何ヶ月か前のテレビで、名医と言われる人たちが集まって「冷え症」の問題についてやっていました。誰がどんな答えを出すのかと思って注意して聞いていましたが、皆ピント外れで本当のことが判ってないな、と思いました。冷え症というのは〝水の問題〟なんです。前述したように水そのものが女性的な特性を持っている。それは、お隣さんと直ぐ手を握って仲良くなりたい、という性質です。

この特性から、氣温が0℃に下がってくると身体の中で遊んでいる水は0℃になろうとする。でも、0℃になったら生きてはいけません。だから身体の中ではボイラーを絶えず焚いている必要がある。そのためにエネルギーをどんどんロスしてしまうわけです。冷え症になると病氣になりやすいというのは、酵素が浪費されるからそういう現象が起こってくるのです。だから夏野菜は生が良いか煮た方が良いか、というのは、水分の問題を考えなくてはいけませんから夏と冬では当然違ってくるし、その対策を考えるべきである――と彼に申し上げました。
また、水分の他にとかく大量に食べた方がいいという考え方があるようですが、量的な問題も考えなくてはいけません。量が多すぎても水分が多くなりすぎてもマイナスになりますよ、ということも付け加えました。

## 今村光一氏のテーマその3「塩は必要か？」

3回目は、「塩はどうですか？」ということでした。ゲルソンは、塩は完全否定。100％ダメだと言っている。日本でも塩抜き玄米食を提唱している輩《やから》がいます。でも私は、玄米食はおかずがないときには塩だけ振りかけて食べてもいいという考え方です。「塩抜き玄米が重要だ」という説は一時登場しましたが、今は風前の燈です。

生命は塩水の海の中で誕生し、どんどん姿を変えてより高度な体制をもった生き物へと発展していき、その進化も塩水の中で行われたわけです。そういうことも考えると、塩が悪いということは原則としてないと考えるべきです。私はこのときに申し上げたことは、「むしろ私は塩＝生命だと思っています。従って、塩を否定することは死ねということと同じですよ」と話したら、彼は「アハハ」と声を立てて笑い始めたんです。そのときに私は、「あなたは1週間おきくらいにこちらにいらして、初めは『玄米が本当に良いのか』、2回目は『野菜は必要かどうか』、3回目には『塩は必要か』と問われましたが、ひょっとしたらゲルソン療法と森下療法が真っ向から対立するので、その確認にいらしているのですか?」と聞いたら、彼は「ズバリ、その通りです」と首肯しましたね。

その1年後くらいに、文理書院の寺島社長が来訪し、「今村光一さんが鴨川で〝ゲルソン塾〟を開業されました。玄米でガンを治すための対策塾です。結構評判になって人が集まっているみたいですよ」と教えてくれました。それで、「そうか、その対策のための今村光一先生の御光来だったんだな」と思い知らされたわけです。

## 現在のゲルソン療法は〝モリソン療法〟

つまりここが分岐点なのです。日本のゲルソン療法は、今村光一さんが、玄米菜食の指導を行うため何日間か宿泊させて懇切丁寧な指導を行うための塾を開いたことが始まりで、今村さんはもう亡くなられましたが、後継者の方が後を継いでやっていらっしゃるそうです。その確認での重大な問題は、ゲルソンは穀物はダメだと言うのに私はそれが最重要課題だと言い、塩分もゲルソンはダメだと言うのを私は絶対的に必要だと考えてきた。その私の意見を取り入れられた上で、今村光一さんは「ゲルソン療法を教える」という看板で塾をやったんです。今村氏が変えたわけです。ゲルソンは穀物がダメだと言うのに穀物を取り入れ、塩がダメだと言うのに塩を取り入れました。だから、本当の発信者はDr.森下敬一にあるわけでして、それならそれでゲルソン療法なんて言わないで、〝モリソン療法〟にすれば良かった。(会場爆笑)

けっきょく、今村光一氏と私のと会談に於いては「肉食人種のゲルソンが強調した肉食の否定と菜食の薦めを評価すべきだろう」という点で一致しました。

## 7 なぜ、現代の食環境が崩れたのか

本日は、戦後、日本の食生活が、いかに崩壊してきたか、というテーマで話をさせていただきます。

### アメリカPL480法案と自然食運動

まず最初に、日本の食生活が崩壊した主たる原因というのは、アメリカの謀略であったということです。これは先に述べたように、1954年の7月、アイゼンハワー大統領時代に、「日本人肉食人種化計画」であるPL480法案が米国議会を通過しました。実を言うと、その時点では、私自身はそのPL480法案の中身をよく知らなかったんです。でも仲間の1人に情報通がいたんですね。

当時私どもは仕事が終わったら、新宿の歌舞伎町に在る、ある喫茶店の屋根裏みたいなとこ

ろに集まり、そこで、「日本をいかに復興させていくべきか」と真剣に協議していました。その頃、私は大学の研究室にいましたから、時間がとれる時にその溜まり場に出かけて行って、「実は、ここ最近の研究の結果によると、こういうことなんだ」と、私の研究室での医学的な実験の結果などに言及していたのです。

その実験とは、パンと牛乳と動物の肉からなる「欧米式洋食A」と、ご飯と野菜と魚介類の「東南アジア式食事B」に分け、どちらがいいかをネズミを使って何ヶ月か研究したところ、断然Bの方がAよりも良いという結果が出たんですね。日本は、位置的には東北アジアですが、東南アジアの位置がやや北にずれた国と考えられますし、食生活、食形態上は完全に東南アジア圏と言えます。そのデータを数表化したものをその溜まり場に持ち込んで、「こういうことをやっているが、こんなデータになった」と話したところ、その中には法律に詳しい人間もいたりして、「それはとても大事な問題だ。アメリカでは日本人の肉食化計画の法案が通ったんだぞ」という話があり、「そのＰＬ４８０法案は実にあくどいもの。これをなんとか阻止しなければダメだ」と。今の日本人と全然違って、その頃は、本当にみんな正義感に燃えて常にイケイケ状態だったんですね。それがちょうど昭和31～32年の頃で、「アメリカに騙されるな。日本には日本の固有食があるではないか。それを守っていくのが大事なんだ」と、自然食運動を興すわけです。それには私の研究室のデータが全面に押し出され、講演は私が中心になることが多くなるのも自然のなりゆきでした。

## 研究と運動の日々

それで、実験データを溜まり場に持って行っては、集まっているメンバー全員に提供して話し合い、日曜日と祭日は12時、15時、18時からと、1日3回、会場別の講演を行っていました。「今、アメリカはこんな事を考えている。我々がしっかりしないと騙されるぞ。肉なんか食べるべきではない。なぜなら、こういうデータが出ている」とやっていたわけですね。

そして、そうこうしているうちにキッチンカーというものが出現するようになり、地方に講演に行くといつも鉢合わせになりました（編集部注：当時の厚生省の外郭団体が広めていた「国民栄養改善運動」の一環として行われていた、洋食化を進めるデモンストレーションカー）。それは、大型バスを加工して、後ろのドアを開けて台を出し、そこに調理台が置かれ、鶏の太モモなどを油で揚げたりして、「こうやって肉は食べるものなんだ」と調理をして見せていたんです。それはなかなか人氣があって、主婦なんかが大勢集まっていました。彼女たちは勉強のために集まっていたのではなかった。フライパンで揚げた肉をバラ撒いていたので、それをもらうために隣近所の奥様方が誘い合って来ていたみたいなんです。

また、私たちの講演会には時々、アメリカの情報機関が来ていた。私の話を偵察に来ていたのです。なにしろ、「アメリカに騙されるな」とやっているわけですから、あまり過激にならないようにチェックする必要があるとアメリカ側は考えたのかもしれません。ともかくそういった形で、私たちは自然食運動を展開していたのでした。

## 本当に必要なサプリメント

ちょうどその頃、ハリウッドで健康に良いと大騒ぎになっていた、「ハウザーの5大驚異食品――ワンダフル・フーズ」が日本にやってくるわけです。それは何かというと、まず小麦胚芽、それから黒糖蜜、脱脂粉乳、そしてビール酵母とヨーグルト。この5つが五大驚異食品でした。これを摂っていれば、健康で長生きできるとハウザー氏は唱えていました。私はもともとアメリカ人が言うことは眉唾だと思い、信用していません。まずは、その五大驚異食品をチェックしてやろう……と調べだしたわけです。

小麦胚芽はハウザー氏が言われる通り、絶対に必要でした。その頃、カナダのマニトバ種の小麦胚芽が日本に輸入され始めていた時期で、それを使って実験を行いました。この小麦胚芽も日本で獲れる玄米の胚芽もだいたい似たり寄ったりのデータで、どちらかというとカナダ産の方が少し良いデータが出ていましたが、日本の玄米も充分に使えることが判りました。

そして、脱脂粉乳と黒糖蜜は、どちらも必要ない――ということで即、はじきました。あとはビール酵母とヨーグルトですが、日本にはこれより遥かに優れた発酵食品がある。もともと日本には優れた醸造技術があるのだから、それによって〝酵素〟を作るべきだという考えに立ったわけです。ちょうど、谷口雅春先生が主催する「生長の家」の集まりで、偶然に奈良の澤田酒造の社長と面識ができましたので、いろいろ話をしている間に「その酵素というものは、手前どもでやらせてくださいい」という申し出を受けることに。それから奈良の澤田酒造に時々出かけて行って、私が考えている通りの酵素の製造が実現しました。その頃、日本には酵素というのは2つしかなかったんです。北海道・小樽の「大高酵素」、それからもう1つは九州・佐賀の堀田兼雄先生がやっていた「東海酵素」。それに私の「鳳陽酵素と森下酵素」を加え3種類くらいしかなかったですね。

ともかく、私どもはサプリメントとしての〝酵素〟を作って、それを「森下強化食品」として売り出すことになるわけです。

## 塩と水と玄米

あとは塩と水の問題が残ります。その頃、羅漢さんという、年中裸で街の中を歩いている方が居られまして、その方が「水飲み療法」というのをやっていたんです。私は「水はそんなに大量に飲むべきではない」と思っていましたし、塩と水の問題はセットで考える必要があると考えていました。

その頃の食養関係の大先輩には、桜沢如一先生と西勝造先生がいらっしゃいました。お2人とも私はよく知っています。何回もお会いしていますが、お2人は体質・考え方、ともに全く逆なんですね。西先生は見るからに陽性体質的で、「水をしっかり飲め。玄米なんか喰う必要はない」と言われていました。一方、桜沢先生はいかにも陰性体質で、「塩をしっかり摂れ、水は飲むな」と言われる。全く正反対で、私は対応の仕方にちょっと困った面がありました。

まず、塩についてです。今、真夏に時々40℃くらいの氣温になることがありますが、暑さ対策として塩は絶対に必要なんです。塩を摂らないから、みんなぶっ倒れるんですよ。

次に水について。今、冷え性が増えていますが、これは水の影響なんです。身体が冷えるというのは、水を飲むからなんです。夏の間、日本人はみんな水の飲み過ぎ、摂り過ぎなんです。他にも、ビールのコマーシャルが言葉上手に打ち出されていて、あれでバンバンビールが売れているらしいですね。塩をあまり摂らないで、ビールばかり飲んでいると水以上に身体が冷やされます。

そういうことで、現代日本人は夏の間に水分を摂り過ぎて、身体が水枕みたいな状態になってしまっている。その状態で冬を迎えて氣温が0℃になると身体はいよいよ冷えていく。身体の中に入っている水は外氣温と同じ0℃になりたがるわけですが、0℃になってはもちろん命が続かない。身体がどんどん冷えるのは、身体の水が示す物理的な現象です。だから、身体を冷やさないためには、夏場に水を飲むことを大幅に制限するか、あるいは、秋口になったら大急ぎでサウナに行って身体の水分を汗として絞り出しておく——。何かそういう対策をとらなければならない、ということが判ってまいりました。

それから、ガン、慢性病対策。これはいずれも同化作用で発病するわけですから、異化作用を進める必要がある。異化作用を進めるということは、ファスティング（断食）をやるということです。その時に玄米と塩が必要だとされるのは、両方ともナンバー1、ナンバー2の氣能値を持つ食品で、命綱となる不可欠な存在だからです。玄米と塩を摂っていれば、普通だったら2～3ヶ月しか継続できないファスティングを、1年、2年、3年～10年と持たせることができる、そういう意味での玄米菜食なんです。そういう考え方や基本も、研究室時代にできたものなのです。

## ガン細胞の正体とガン治療

現在、アメリカでもヨーロッパでも、さらには日本もひっくるめて、現代西洋医学が罷りとおっている所では、ガンは絶対に治りません。今、ガンにかかって、現代西洋医学の治療を受けている人は、まぁ、不如意だと思って諦めていただく以外にないですね。治る可能性は絶対にありませんから……。

それはなぜかというと、現代西洋医学では「ガンは細胞分裂して増えている」なんて言っていますが、あれは大嘘です。細胞が分裂して増えるというのは、特別な怪奇的なガン細胞に限られた話なんです。私どもの月刊誌でも、現在、アメリカで生み出されたヒーラー細胞について連載で取り上げてきました。このヒーラー細胞をかつて私の研究室でもアメリカから取り寄せました。面白いことにこのヒーラー細胞は確かにきれいに分裂する。1つのガン細胞が2つに分かれるんです。ところがこの細胞は、そのために作った特別な培養液の中でないと、それをやりません。普通の血液でも血漿でも食塩水でも、絶対にダメなんですね。分裂をするのは、そういう特殊な現象であるときとお考えください。ガン細胞は決して分裂したりするものではありません。

ガン細胞というものは、森下理論では赤血球とリンパ球が融合して出来あがるものだからです。そして、身体を異化作用、ファスティングの状態にもっていった場合に、身体の中からいろいろな有害物——食毒や薬害などが排毒されていきます。そうした過程の中で、ガン細胞自体は元の赤血球やリンパ球に逆戻りする。逆戻りするということは、ガンが消えてなくなるということです。それで、私は「消ガン」という言葉を自分で作り出しました。ガンに抵抗する……という「抗ガン」ではダメなんです。

ガンには抵抗してはいけない。静かにお引き取りいただく方法をとらないといけないんです。それは、血液をきれいにし、ガン腫という〝おでき〟を、存在する必要性がない状態にもっていく。そのためには身体を異化作用であるファスティングの状態にもっていって、ガン細胞を元の細胞である赤血球とリンパ球に逆戻りさせる、という方法によってのみガンは完全に治すことが可能なのです。

だから、「森下自然医学」のお茶の水クリニックで指導している食事療法（自然医食療法）でなければ、ガンは治らないのです。

私が開業した１９７０年から75年の５年くらいの間は、毎日、私のクリニックには50～60人前後の患者さんが来られていました。その頃クリニックに来られて62番目のカードを引いたという証人が今日、ここにおられます。その頃の患者さんたちは皆、大体3ヶ月でガンが治りました。

どういうことかというと、私ども戦中派の世代は「成長期にものを食べさせなければ、どんなふうに成長をするのか」、という人体実験をさせられた世代でもあります。食べ物を与えられず、明日、戦場に連れて行かれても役に立つように、国内で徹底的に鍛えられた。食べ物は軍隊にやってしまったから、我々の仲間で軍隊（予科練や海軍兵学校）に入った連中は、時々母校に戻ったとき「軍隊はいいぞ」などと言っていました。なぜかというとアルミの容器に米のご飯が山盛り状態で毎日出てくるから――と。一方、我々は食べ物がろくろくなかったですね。中学5年の時に、名古屋の軍事工場で旋盤工として1年間働かされた時には、栄養失調で倒れました。同じような状態で働けなくなった仲間と学校に戻されたら、イモと豆と干し柿はふんだんにあった。それらをしっかり食べて体力を回復してまた旋盤工に戻ったりしました。

そして、戦後の昭和35～36年ごろに、日清食品の即席麺――カップヌードルとハンバーグが出てきました。それを我々飢餓世代は競うように飛びつき常食。その結果、何年かたって発ガンしたという連中が私のクリニックに来られたわけです。私も食べましたが、その場で全部もどしてしまいました。身体が受け付けなかったんですね。

なぜかというと、私はその頃、田舎の方でドングリとミミズで生活していました。ドングリは結構いいですよ。配給の小麦粉にドングリの粉やら他のいろいろな穀物をすりつぶした粉を混ぜて、おたらし（パンケーキのようなもの）を作るんです。そして、時たまの〝ごちそう〟はミミズでした。

雨上がりに鉄の棒を持って、山に行き、濡れた土壌をつつくわけです。すると、あちらこちらから、太くて長いミミズがにゅーっと出てくる。それを持って帰ってきて、4～5日泥を吐かせて腹を開き、包丁の背中でポンポン叩いて、薄く衣をつけて油でカラッと揚げるんです。それをお客さんが来た時に出すと、それを食べたお客さんは、「さすがに森下先生のところでは、いいヒナ鳥を召し上がっておられますね」と感心される。さすがに「イヤ、実はミミズでして……」とは言えず、ヒナ鳥で通しました（会場爆笑）。

## 8　森下流玄米菜食とは、異化作用に持っていくこと

### 「自然医学」ではなく「森下自然医学」

本日は、２０１９年の夏以降、八王子で新しく開設する森下米壽庵クリニックで行うことについて、いくつか具体的にお話をさせて頂きます。

「『自然療法』と言わないで、あえて『森下』という幟《のぼり》を立ててやっておられるのは、何か理

由があるのですか?」という質問がありまして、自分で改めて考えてみないといけないなと思い至ったわけです。「自然療法」、「自然医学」という言葉は一般的にも存在していますが、どうも私が考えてきたものとの間には若干乖離する面がある、ということで、かなり昔から「これははっきりと一線を画して、『森下自然医学』というものを作り上げていく必要がある」と考えながらやってきたわけです。

自分の頭の中では、私が考えているのが本物の自然医学であって、一般的に言われている自然医学は、低い高いなどという言い方はいけないのかもしれませんが、本質的な事柄があまり考えられていない意味での自然医学、あるいは自然療法である、と考えるわけです。そんな中、一般的に言われている自然医学の中から、本当に自然医学的なものを時間をかけてずっと抽出して引き上げて来たのが「森下自然医学」である、と考えてよろしいと思います。

これからお話しすることは、普通一般に言われている自然医学とは異っている点なのでは……と思っているものです。お判りにならない言葉も出てくるだろうと思いますが、この1つひとつについて、これから本格的にやっていこうと考えているわけです。

## 長寿郷調査から知り得た事実

人間は腎臓から死んでいく、と言われています。中国伝統医学では「腎」というものをものすごく重視しているんですね。しかし、その東洋医学、漢方医学的な立場で「腎」を重視している理由と私が考えているモノとはちょっと違うのですが、それはそれとして数千年の間そのように考えられ、多くの人たちによって守り継がれてきた考え方ですから、その立場の価値というモノを否定する氣もありませんし、当然の話だと受け止めています。私は別の違った意味で「腎」がとても大事であるとずっと考えてきました。その１つの理由は、世界の長寿村を調査して氣づいたことでした。

１９７０年代は、世界の長寿郷には１５０歳の方がいたんですね。しかし、１９８０年代になると１４０歳、１９９０年代では１３０歳、２０００年代には１２０歳というように最高年齢がどんどん下がってきている。私が長寿の調査を始めたのが１９７０年代です。この頃は１５０歳が結構たくさんおられた。特にコーカサス地方――グルジア、アルメニア、アゼルバイジャンという国々には１５０歳代が相当おりました。その中のグルジアには世界的に有名な長寿学研究所がありまして、この研究所では大分ご厄介になりました。ここの所長のピッツへラウリーという先生が、当時有名な世界的長寿学者だったんです。この方と親交を結ばせていただきました。彼は私が行くととても喜んで下さって、私も何度も日本に招待いたしました。

当時、赤坂プリンスホテルのクリスタルパレスというホールで、年に一回、「国際自然医学祭」を開いていて、先ほどのピッツへラウリー教授やら諸々の学者たちを日本に招待し20回開催しました。当時のお金で３千万円の予算でやっていまして、毎回１人１万円の会費で１千人のお客さんが入り、チケットはいつも取り合いでした。午後１～5時まで講演会を行い、６時からは同じ会場で余興に入ります。歌や踊りやマジックなどをやりました。会費で1千万円の収入はありましたが2千万は赤字でした。しかし、その赤字を承知の上で1999年まで20回やっていたんです。当時は共鳴者も沢山いて、会員数も最高のときで2万3700人。そうやって日本における自然食運動は我々が引っ張ってきたわけです。グルジアの学者たちの間では、「今年の講演は俺に任せてくれ」なんて、私からの招待券を奪い合っていたりして、グルジア、コーカサス、そして中国などでも争奪戦が演じられていたくらい「自然医学祭」というのは知る人ぞ知る、という有名な学会だったんです。他にもダラキシュビリ、ゲルズマーワ教授など、向こうの長寿者調査に協力して下さった教授たちを何回もお呼びいたしました。毎回5~6人の学者を、中国、コーカサス、東アジアなどから招待していたのですが、あまり東側ばかりから招待していると誤解される面もありますので、時々西側の欧米諸国から招待したりもしました。

1977年頃だったと思うのですが、グルジアのトビリシという町で長寿調査を行ったときのことです。トビリシとは「熱い温泉が出る町」という意味です。150歳くらいの長寿者の方々の血圧について、ドイツから来られた高血圧専門の学者グループと一緒に調査を行ったことがありました。そのとき私たちが持って行った血圧計は、クリニックで使っている水銀柱の血圧計で、この血圧計は210~220ぐらいまでしか測れません。グルジアの長寿者たちの血圧はそれでは測定出来ない。200ぐらいのレベルではなくもっと高かったんです。それでちょっと困っていたら、ドイツの調査団のベルリン大学の高血圧チームの1人が、「そんなこともあろうかと思って持って来たんだよ」と手製の血圧計を出してきて、それは500ぐらいまで測定できるモノだったんです。そこでその血圧計で測ってみて初めて判ったのですが、152歳の長老を中心に130、140歳の方々7人を調べたら、彼らの最高血圧は310〜340でした。つまり、300以上の血圧に耐えられるような血管を持っていなければ、150歳までは生きられないということです。

今日本では、130を超えたら高血圧症と言われています。私たちが医学生時代に習った高血圧指標では、200以上を高血圧症と言い、それ以下は高血圧症にならないと教えられたのですが、それが190、180、170……と下がってきて、今は130なんて言い始めている。これはもう「正氣の沙汰か？」という話です。この狙いははっきりしている。血圧を下げる降圧剤を広めるために製薬会社が持ち出した、仕掛けた罠です。医師会と結託し同意を得て、医師会が基準を下げ降圧剤が売れるようになったのは確かです。ただし、降圧剤が広がるにつれてガン患者が増えてきました。今お茶の水クリニックに来られている患者さんを診ていて、少なくとも40％は降圧剤によるガンです。もっと細かく調べればもう少し多いのかもしれません。降圧剤によってこういう問題が出てきています。

先ほどの調査の話に戻ると、私たちは午前中に長寿村に辿り着いたのですが、長寿者たちは朝から酒盛りをしていました。丘の上の日当たりのいい場所で、最長老を中心にして座り、子分たちもすべて130歳以上の年配者。左手に香りが強烈なトルコ産の葉巻を持ちちょっと近づくとタバコの良い香りが漂ってくる。それを吸いながら反対の手にはチャチャという蒸留酒を持っている。この蒸留酒は、自分の家でそれぞれに醸造されたものでした。彼らは各家庭でワインを造っていてそれを蒸留するのです。そうやってアルコール濃度50度くらいのチャチャを造っていました。そして、「自分の家のワインが一番うまいと言ってくれ」と暗にほのめかすような誘いの言葉があったら、グッと一氣に飲みほして「最高だ!」というのが礼儀なんですね。昔の日本では各家庭で味噌作りをしていて、その味噌汁をごちそうになったときには「最高に美味しいですね」と褒めてあげないといけなかったという、日本の各家庭の手作り味噌を褒めるのと同じ感覚ですね。

152歳を筆頭にした長寿者たちは、その自家製チャチャを飲みながらタバコを吸って朝から宴会を始めている。そこへ行って血圧の調査をしたら、さっき申し上げたように310〜340ぐらいあったというわけです。

## 人間は腎臓から死んでいく

腎臓の話に戻ります。先ほども申しましたが、人間は腎臓から死んでいく、と言われています。

水中で生活する魚類は、血液を濾過したものをそのまま尿にして海水中に放り出します。しかし丘の上の動物は、魚であれば濾過して尿として排除される原尿の中から水とナトリウムを再吸収している。リサイクルするわけです。そして、その再吸収するための働きを腎臓に背負わせた。本来腎臓は血液を濾過して出た原尿は外へ捨てて終わりなのに、丘の上の生活では、いつ海に戻るか判らないし、海に出会うチャンスがないかも判らないということで、この原尿の中から、海の中の成分である水とナトリウムを再吸収するという生理機能をも腎臓が背負うことになったんです。従って、人間の身体の中で最初に弱っていくのが腎臓なんですね。

100歳以上の長寿者というのは、身体の内臓機能検査をするとすべてプラスの数値なんです。内臓の働き、脳神経系、それから消化管、肝臓、肺、その他の機能の数値が一桁の数値が多いのですがプラスになっている。これを日本人に当てはめると40～50歳くらいの内臓の状態なのですが、腎臓だけがマイナス2とかマイナス3という数値が出る。このような結果を見て、「人間の生活というのは腎臓に負担をかけているんだ、なぜなんだろう」といろいろ検討してきました。そしてその原因は今申し上げたように、「原尿から水とナトリウムを再吸収する作業を、陸上生活の人間は自らの腎臓にもう1つ余分に背負わせたために、腎臓からくたびれていく」ということが判ったわけです。

つまり、腎臓をいつまでも健康な状態でその生理機能を維持できるように持っていく必要がある。逆に腎臓の働きを健康な状態で維持し続けることが、実は健康長寿に繋がっていくということなんです。そういう意味において、私は腎臓はとても大事であると考えています。これは中国伝統医学、漢方医学で言われている理論とは若干違うのかもしれませんが、世界的な長寿郷の調査を出発点にして、文明諸国における40〜50歳相当の若さを持っている100歳長寿者たちでも、腎臓だけはマイナスになっていることを見つけたそのときから、腎臓に負担をかけないようにやっていく必要があると考えました。

## 森下流玄米菜食とは、異化作用に持っていくこと

私がわざわざ「森下流玄米菜食法」と名前をつけたのには大きな理由があります。玄米菜食を勧められる先生方はたくさんおられますが、皆、私の本を読み触発されたかのようです。しかも皆、栄養的な立場でしか見ていません。玄米は白米に比べて胚芽の部分にビタミン類がたくさん含まれている。ミネラルもある。その違いによって玄米が非常に優秀なんだ、と言っているのですが、あえて森下流の考え方を言わせていただければ、病氣治しには、絶対条件として新陳代謝を同化作用から異化作用に傾けなければならないという課題があります。

食べ物の栄養吸収が本当に有効成分だけならいいのですが、ここ30〜40年の間にたくさんの化学物質、食品添加物やら農薬などいろいろな有害物質が食品の中に含まれるようになりました。例えば、誕生祝いに皆さんが召し上がるデコレーションケーキ、あれを調べたことがあるのですが、あの中には少なくとも40〜50種類の食品添加物が含まれています。なぜあんなものを皆食べようとするんでしょうかね。意味がない。「早く死ね」と言っているようなものです

（会場爆笑）。

日本人は皆、西洋から来たものが良いことばかりだと思っているのでしょうが、向こうから来たものにロクなモノがない。この例のように、同化作用によって栄養だけではなく化学薬剤を一緒に吸収していますから、食べ物を食べるということの延長線上に病氣が待っているんです。だから、食べない方が長生きする。けれども、全くモノを食べないというやり方、例えば水だけの断食というものがあります。私は1ヶ月ぐらいやったことがありますが、1ヶ月が限界ですね。いろいろな文献を調べてみると2ヶ月ぐらいは行けるというんですね。300人ほどでどこまでやれるか試したところ、2ヶ月の手前ぐらいでギブアップする人間が大部分で、2ヶ月やれたのは1人だけだったという話を聞いたことはありますが、非常に危なっかしい話です。

病氣治しとは身体の中に溜った毒素を出していくことですから、代謝を異化作用に持っていかなくてはなりません。身体の新陳代謝を異化作用に持っていくということは、歯車の回転が反対方向になることです。同化作用が右回転だとすると、異化作用とは逆回転にもっていくこと。典型的な異化作用は断食です。断食によって万病を治すことが出来るというのは本当なんですね。けれども、水だけの断食では2ヶ月しか持ちません。

本当は食べない状態での新陳代謝が異化作用なのですが、食べながら異化作用回転を進めていく方法はないのか、ということを考えていて、最初に思いついたのが玄米菜食で、「これでやってみよう」となったんです。玄米菜食では、モノは食べるのですが、新陳代謝が同化作用にならないということが判ったんです。玄米を食べると同化作用ではなく異化作用回転をする。私は「しめた！」と思いました。病氣治しは、身体を異化作用回転に持って行かないと絶対に良くならない。玄米菜食が異化作用回転になるかどうかは、玄米菜食に病氣直しの作用があるかどうかの判断基準でもあるのです。

私たちは科学的な立場で異化作用が進行するということを突き止めましたが、一番簡単な誰でも判る方法は体重計に乗ることです。細かい数値まで出る体重計に毎日でもいいし、1日、あるいは2～3日おきでもよいですから体重計に乗って、200gでも300gでも体重が減っていれば着実に異化作用が進行しているということになります。お茶の水クリニックにおいて、玄米菜食の指導を何万人かの方に行ってきましたが、体重が減らない人はおりませんでした。「体重が減り過ぎているのですが、何とかなりませんか」といった苦情もいただいている状態です。

その意味で、新陳代謝を異化作用に持っていく食事形態、つまり食べながら異化作用回転が出来る唯一の方法という意味での玄米菜食を「森下流」と呼んでいるわけです。これが普通の一般的に玄米菜食と言っているのと違うところです。

そして、もう1つの違いは塩を減らさないことです。減塩とか無塩とか言っているのは、本人が研究をやっていない証拠です。そんなことを言っているのは全て臨床家。大体が外科医です。どなたかが言っていましたが、「他人の褌《ふんどし》で相撲を取る」と言うけれども、他人様の考えをあちらこちらから持って来て自分の考え方のようにしてしまう、往々にして外科医は昔からそういう癖を持っている。日本でも今、「減塩、無塩」と言っているのは、ゲルソン療法をやっている医師です。自分で研究は何もやっていない。だからああいうことを平氣で言えるんです。基礎医学的な研究をちゃんとやっていれば、塩というモノが如何に大事かがちゃんと判るはずなんです。何もやっていないから無謀なことを口にすることが出来るわけです。

身体の新陳代謝を異化作用に持って行くことが大変重要であることを、ぜひ覚えておいていただきたいと思います。そして、水と塩というのは、どんなことでも「過ぎたるは及ばざるがごとし」です。良いということでも過剰になったらマイナスになる。玄米食が良いと言っても、どんぶりで3杯ずつ3食食べていたのでは身体を壊してしまいます。水の摂取量も塩の摂取量も適度が必要である、ということも覚えておいてください。

# 9　血液をきれいにして病氣を治す

## 人工的な生活の中で増え続ける病氣

この会場を見渡す限りにおいては、皆さん大変生氣溌溂としておられますが、この会場を一歩外に出ますと実は病人だらけ、と言いますが、もう持病のない人は存在しないと言っても過言ではないくらい、異常な状態になっているわけです。未病が蔓延していると言ってもいいような状況になっておりますが、これは昔からそうであったわけではない。人類がこの地上に登場し始めたころは、ほとんど病氣はなかったはずです。あったとしても、極めて限定されたものでした。病氣の種類も数も、ごくごく限定されたものであった、と想像されます。

それが現代のような状況になってきたのは、もちろんこれは文明が進歩したからです。文明の進歩に伴い、我々の生活が自然からどんどん遠のいてきている、そしてとても不自然な、人工的な生活の場で私どもは生活させられていることが最大の原因であると考えられます。とは言え、生活環境がどんどん文明化されていくのは止むを得ない時代の流れと言えましょう。しかし、そうした中でも極力自然と切り離してはいけない部分がありますから、そこでは自然性をしっかりと保ち続けていこうではないか——という考え方で私どもは自然医学を提唱し始めたのです。出来ることと出来ないことがある。出来ないことは仕方がない。しかし、出来ることはきちんと自然の法則に則ったものに切り替えていかなければ、未病はさらに倍増していくばかりであろう、と考えられます。

## 化学薬剤を身体に入れない

一番の問題は、ストレスです。ストレスというと——いろいろな人間関係、人間と会社、あるいは会社と会社、国と国の関係——におけるストレスを真っ先に思い浮かべるでしょうが、生命にとっての最大のストレスは化学薬剤です。我々の生活の中に化学薬剤が浸透し、はびこったことこそが最大のストレスです。

薬剤というのは不自然物であって、人間の身体は自然物です。一例をあげますと、今私たちが使っている化学薬剤というのは、石油を精製するときに出て来るコールタール、あのドラム缶の中の真っ黒なタールの中に、何十万という種類の化学物質が含まれています。そのうちA・B・Cを試験管の中に取り込んで、熱と圧力、あるいはチョイスした触媒を加えてX・Y・Zという物質が有機合成される。これは自然界に存在しない化学構造を持っています。それは人間の身体の中に絶対いれてはいけない存在で、それを薬と称しているのです。アメリカ、ドイツ、日本をひっくるめて製薬会社が大量に生産し、人間の生理機能を壊すものを、病氣を治すものだと偽ってどんどん広げていっている。それが人間の身体の生理機能を混乱させていることは、自明の理です。生理機能がめちゃくちゃな状態に変わります。毒薬によって血液が汚染される。その血液が身体の中を巡ると、脳や腸の働き、手足の筋肉のすべてが異常な状態に変わっていきます。

特に大きな問題になるのは、消化管です。腸の生理機能を混乱させてしまう。特に腸に生息している腸内細菌を悪玉菌にどんどん変えていきます。お茶の水クリニックに来られる患者さんたちは、ＭＳＤという検査をやるのですが、たとえば薬を2～3日前に飲んだりしますと、「腸の検査標識が真っ黒になる」というようにすぐ検査に出てくるわけです。でも薬を止めて、1～2カ月食生活をきちんとする、あるいは特別な乳酸菌製品を摂るとどんどん腸がきれいに変わっていく、というプロセスをスッキリと目で見て確かめることが出来ます。

これは普段から化学薬剤、薬というものに期待を寄せて、頭が痛い、氣分が良くない、あるいは眠れない、血圧が高いと言っては薬を安易に身体の中に入れることをまず絶対に止めるところから始めていかないといけません。一番危険なのは、病院が出してくれる薬、あれは生の異物的化学薬剤をドカンと出すわけで、いわば農薬みたいなものです。農薬と言ったら誰だって、「あれは危険だ！」と警戒する。しかし、病院から出されるものは身体にプラスになるモノと思い込んでいる。これはとんでもない間違いです。病院でくれる薬は全部農薬レベルの薬であって、原則としては飲んではいけないモノです。まあ、もらうことは仕方がない。出してくれるものを要らないなんていうのは角が立つから一応もらう……というだけなら結構ですが、もらった薬は病院を出たらすぐその辺のごみ箱に捨てるようにしなければなりません。「とにかく薬を止める」――これが健康を勝ち取るための第一義です。

## 70年かけて出てきた化学薬剤

実は私自身、ものすごい体験を持っています。それは、小学校にあがる前に扁桃腺を腫らせて腎臓病になって、そして全身にむくみがきて、3ヶ月くらい寝込んだことがありました。そのとき父親が、ドイツから入った最新型薬剤「バイエルのアスピリン」だと言って薬を飲ませてくれました。途中でもう1種類付け加えたのですが、その名前を私は憶えていなかった。2種類を確かに飲まされて良くなったような氣分で過ごしていたのですが、今から16年前に、お茶の水クリニックに来て、さあこれから午後の診療を始めようという12時頃になると血尿が出る。これが1週間続いた。原因を突き止めるために、当時、北里大学の血液学教室に私の教え子がいたので、「ちょっと調べてほしい」と、私の血尿を持って行き調べてもらうことに。3週間くらい経って電話がかかってきました。「先生からいただいた血尿の中から薬が出ました」とのこと。薬なんて飲んだ記憶がないのに……と訝る私に、彼はキッパリと言った。「もう1種類出ています、今出ているのはアスピリンです、間違いなくそうです。もう1種類はまだ判らないので、もう少し待ってください」と。

父親は医者で薬を出していましたが、私には「なるべく薬は飲むな」と言っていました。私は物心がついてから自分で薬というのを身体の中に入れてはいけないと、その教えを忠実に守ってずっと薬は飲まないようにしていました。「ひょっとしたら、小学校に入る前のあの数ヶ月寝込んだときに飲まされたあの薬かな、それが腎臓から出てくるその症状としての血尿かな、そうだとしたらこれは大変なことだ、必ず胃痙攣とか腸の痙攣などが起こってくる……」。

胃腸系の痙攣は、それ以前に飲まされた薬、腸の壁に蓄積された化学薬剤を絞り出すためのとっても良い、ありがたい反応なのです。

胃痙攣が起こる前に、「残りの1種類の薬の存在が判りました。アミノピリンという薬です」と報告がありました。そのときに、父親から与えられた薬はアスピリンの他に、名前はすっかり忘れていたけれども、アミノピリンだったのか、ということを逆に教えられた次第でした。症状が出るのに要した期間を計算してみたのですが、ちょうど70年です。70年間身体の内臓に薬が残っていたということ、それが腎臓と腸の壁に主として残っていたのが血尿として出され、腸に残っていた薬は胃痙攣、腸痙攣という形で出て行ったわけです。それで無罪放免。

今申し上げたアスピリンやアミノピリンという私の身体に入れられた薬は、70年間かけて、普通の食生活ではなく、40年間、玄米菜食をやっていたからやっと排出されたのです。

食べ物の中には、環境ホルモン、ダイオキシン、公害物質、食品添加物、農薬、いろんなものがいっぱい入っている。それに病院からもらってきた〝生の農薬〟なんかを飲んでいたら、命なんかいくつあっても足りないのです。

## 学校給食世代の難題

もう1つ2つ付け加えておきますと、たぶんここにいらっしゃる方の大部分が学校給食世代だと思います。学校給食世代というのは、長生きについては困難な問題を抱えているのです。何故かというと、アメリカの酪農においては、牛に大変な量の女性ホルモンが投与されて、早く身体を大きく一人前にして、という商売ベースの方法を最優先して、一生懸命あの手この手を駆使して作り上げてゆくのです。アメリカ産牛肉には日本国産牛肉の500~600倍の高濃度の女性ホルモンが含まれています。この頃氣になるのは、若い世代がどんどん身体が大きくなっていますね。これはこの女性ホルモンや成長ホルモンによって大きくなっているのでしょう。肉や牛乳の中に含まれているホルモン剤が人間の身体に作用してどんどん大型化していってるわけですね。これは、身体の内分泌機能が完全に狂わされている証拠です。

学校給食などはとっくに終わって、今さらそんなことを言われてもどうしようもない、と諦めておられる方も多いかと思いますが、大型化した人間は特徴を活かし鍛え上げて運動競技に参加するなど、とにかく毎日汗をかくということに努める。これが寿命を少しずつ伸ばすことにもつながります。

今、乳ガンが多いのはその影響です。乳ガン、子宮ガン、卵巣ガンが多いというのは発育過程の中で女性ホルモンが生理機能を攪乱し10～20年経って乳ガン、子宮ガンなどが起こる。男性の場合は前立腺ガンが多くなっています。それは酪農業の女性ホルモンに原因があるわけですね。そういう有害物質を身体から出すためには、なるべく食を細くするためのファスティングが重要です。これは日本だけではなくて、最近、世界各国で少しずつ広がり始めて、日本では私の友人である船瀬俊介先生もその大いなる普及に取り組んでおられます。

## ファスティングによる排毒

結局、病氣というのは、食べ物の栄養を吸収して同化作用を高め、体重が増えるという過程が続いていくと、その延長線上で起こることになります。この同化作用を止めて逆回転、異化作用にもっていく。異化作用とは、身体が物を食べないときに起こる特有の生理作用で、物を食べなくても排泄物はどんどん出ます。物を食べているときより、むしろ食べていないときの方がたくさん出る。余計なものを食べ過ぎて身体の中に蓄積している老廃物が少しずつ溶け出して身体の外へ出ていくためで、それが病氣を治す上で大事なのです。

私は世界の長寿郷を昭和45年から今まで60回にわたって調査をして参りました。１５０歳まで長生きをした人は全部イスラム教徒です。何故、イスラム教徒ばかりなのかというと、イスラム教には定期的な不食の決まり「ラマダーン」があります。現代社会では日中だけ食べなければ夜は食べてよいとか、いい加減に行なわれているようですが、本当はそういうものではないのですね。イスラム教徒たちは本当にきちんと断食をしています。断食をしているということは、身体の新陳代謝を、同化作用を止めて異化作用に傾けていくことですから、その間に、当然身体から有害なものを排出しているわけです。だから寿命が伸びるということになります。

このことは先に申し上げた異化作用、つまりファスティングにおいても極めて重要なポイントで、病氣を根治するには、身体を異化作用にすること――ファスティング、断食をすることが必要ですが、そのときにいつも考えておかなければいけないのは、「玄米と塩が命綱になる」ということです。

## 食生活と病氣

世界の食形態を2つに大別すると、A「パン、牛乳、豚肉・牛肉・肉類などの欧米食」とB「米、野菜、魚の東南アジア食」となります。日本はむしろ東南アジアタイプです（資料1）。

私自身は1950～70年まで20年間、大学の研究室で食物と血液について研究した結果、このBの方が断然優秀ということが判りました。今みんな反対に考えている。今の栄養学は使いものにならない。1から10まで全部ウソです。食育などというのも全部嘘っぱち（笑）。だからこんなに病氣が増えてきたじゃないですか。結果を見れば一目瞭然です。病氣を減らすどころか増やすのに大いに貢献したのです。

資料1

◇世界の食形態
　A．パン・牛乳・畜肉—欧米諸国
　B．米飯・野菜・魚介—東南アジア
　［人体生理学上　B＞A］
◇対PL480法案・自然食運動（昭和30年勃興）
　○玄米（黒飯）強塩食—長崎・原爆症対策
　　浦上第一病院・秋月（辰）医師—「玄米・強塩お握り療法」著効
　○ハウザー（五大驚異）食品　対　森下（三大）食品
　○適塩・適水（酷暑・冷え症）
◇ガン・慢性病対策—同化→異化作用
　○異化作用＝ファスティング
　　　　　　　　（玄米＆塩＝命綱）
　○ガン細胞の血球（赤及び淋）への逆戻り促進

カロリーなどもすべてデタラメ。カロリーとは食べ物を燃やした場合に出てくる熱量であって、そのような現象が人間の身体の中で起こっているわけではないのです。

食物の栄養価を分析することは、100％否定する必要もないかもしれませんが、それは食品分析にすぎないのです。食物の食品分析学であって、その通りに吸収されるわけではありません。食物が人間の身体の中に入ったら、どういうふうにいろいろな変化をするのかを追求するのが栄養学ですが、それを何もやっていない。身体の中でスポッと栄養となって吸収されるなど、簡単な足し算だけで考えている。まったく幼稚極まりない話ですね。こんな馬鹿げた栄養学をみんな本氣にしているから病氣が増えてくる。我々はもう少し賢くならないといけない。栄養学も含めて、今の医学界が全部デタラメなことは、動物的な本能として見極めておかれる必要があります。

我々は昔から、お米、野菜、魚など世界で一番立派な食生活をきちんと持っている。それにもかかわらずわざわざパンや牛乳、肉なんかに切り替える必要は毛頭ない、ということなのです。そういうことを知らしめるための運動として自然食運動をやってきました。

しかし、種々の経緯をたどり今は何もかも間違いだらけになってしまっています。だからこそ、全面的な改革が必要なのです。ただ、お米の場合、白米ではちょっと問題があります。玄米に替えて、白飯ではなく黒飯を常食するようにしたいものです。

## 一元的に捉える

動物の身体は、「中心に消化管」があり、その外側に「血液の世界」、さらにその外側に「体細胞の世界」が取り巻いている——という三層構造になっています。草食動物を例にして言えば、腸内に餌として摂り込まれた草がいっぱい入っている「緑の世界」、それが腸の壁1枚隔てて赤い「血の世界」に変わり、さらにそこから体細胞組織が造られていく……、と「食物の変化」として一元的に捉えなければならないのです。

腸の作用は単に消化だけではないのです。小腸には絨毛組織という絨毯のケバのような組織があり、消化された食べ物が絨毛突起の表面に付着し、絨毛上皮細胞に同化されていきます。腸管造血はこの絨毛上皮細胞核の一部が絨毛内腔に転出するところから始まる。この核を中心に新たに細胞質が付着して、やがて赤血球母細胞が形成される。この細胞質の中に胞子形成と同じようにして赤血球が造られる。赤血球母細胞は絨毛内腔の毛細血管に赤血球だけを送り込む。すると赤血球母細胞の〝核〟が残る。それはリンパ球になってパイエル板に集まる。赤血球母細胞の核がリンパ球となって、免疫の主役を演じるわけです。

しかし、こういう現象が起こっているのにまるで判っていないのは、現代西洋医学の現状です。現代西洋医学は一元的に問題を捉えていないから、結核の治療も出来ていないし、ガンの治し方もまるでトンチンカンなことをやっている。これは日本の医者だけの責任ではない。アメリカでもヨーロッパでもまだ判っていない。ただ最近、アメリカからは私の元にちょくちょく問い合わせが来たりしています。

最後までご清聴いただきましたことを感謝いたします。ありがとうございました。

# 第2章

# 自然医学の世界

# 1　食が血になり、血が体になる

## 健康は自衛しなければならない

健康意識調査がいろいろなところで試みられているが、そこで、「健康のために何か心がけていることは?」といった質問に対して、圧倒的に多いのは「食べ物に氣をつけています」という回答である。

食生活によって健康が左右される、ということは、今やたいていの人が常識として知っていることなのだ。だが、ではなぜ食物と健康がそれほど密接な関係をもっているのか? ということについては、大半の人が知らない。

食物に含まれる蛋白質やビタミンなどが体をつくったり、体を働かせるエネルギーとなったりするから……といった全く漠然とした、しかも本質的に間違った考え方しかもっていない。ムリもない話で、現代栄養学・医学がそう教えているからだ。その教えられたことを何の疑いももたずにオウム返しにいっているにすぎないのである。したがって、これは現代栄養学・医学の罪なのだが、一般の人びとにも全く責任がないとはいえない。何の疑いももたずに誤った考え方を受け入れてしまっているのは、他ならぬその人自身なのだから。だれも、その考え方に従わなければならないと強制しているわけではない。言うとおりにしないからといって身に危害が加えられるということも、全くない。はっきりと意識してはいないかも知れないが、自分からそれを選び受け入れているのである。

今のやり方で、疲れ知らず、スタミナはバッチリ、体の動きも軽やかで、頭の回転もよくなり、仕事上および人生上の諸問題がパズルを解くように楽しい……といった真の健康体になっているのならいいが、実際は反対だ。

それは当然の話である。健康状態を左右する決定的因子である食物、その食物と体の関係が正しくつかめていないのだから、真の健康体になどなれようはずがない。健康の原理を知ることが急務なのである。そして、自らの主体性によって、どんどん実践に移すことだ。

けっきょくは現代医学・栄養学の根底にあるものの考え方そのものが改められなければならないのだが、諸般の事情がからまり合っているので、今すぐに、というわけにはいかない。これまで主張してきたことがすべて完全な誤りだったとは自らは認めにくいだろうし、また、その誤った考え方に基づいて発展してきている学問体系や医療システムのいっさいを解体させる、ということには大きな抵抗があるだろうからだ。

だから、その体制が改まったら自分の考え方ややり方を変えよう……というのでは、百年河清を待つごとし。限りある命なのだからとてもそんな悠長なことはしていられない。それより何より、真の健康体で、心身ともに自由で充実した日々を過ごしたい。健康自衛をはからなければならないゆえんである。

まず、食物と体のかかわり合いを正しく理解する作業からはじめる必要がある。つまり、食物が血液になり、その血液が体（体細胞）に変化発展していっている事実に目を開き、それを土台として打ち立てられている革新医学理論を学び、自然医食を実践するのである。答えは、あなた自身の体が出してくれる。

この健康の原理がわかれば、今一般に流布している食物および健康に関する考え方の間違いは、すべて、自然にわかってしまうから、情報氾濫時代とはいえ、それに右往左往することは全くなくなる。現代人のストレス対策としても、これ以上のものはないであろう。

## 動蛋偏重主義――自滅への道

### 「栄養食」実は「失調食」

現代医学・栄養学の考え方の中には間違いがたくさんあるが、その最たるものは、「動蛋（動物性蛋白質）偏重主義」と「肉と野菜のバランス」だ。間違いというより、迷信と呼んだほうがふさわしいほど、人びとの頭に浸透しきってしまっている。

その動蛋偏重主義がモロにあらわれたのは、ある大学教授のレポートである。すなわち、

「昭和ヒトケタ生まれの人間は、最近続々と死んでいる（デタラメ情報）。それは成長期が戦争中であったために、当時、栄養失調を経験しており、そのために血管の構造が大変にモロくなっている。そのせいで、いま死亡率が高くなっている」というもの。

こんな珍奇な論を、マスコミが競って取りあげ騒ぎたてた。そして、盛んに話題に取りあげられ、論議されることで、一般の人びとにはそれがあたかも本当のことでもあるかのように錯覚されてしまう、という悪い結果を生んでしまった。昭和25〜30年頃の話だ。

なぜ〝悪い結果〟かというと、「うんそうか、血管を丈夫にするためには良質蛋白質をしっかりとらなければいけないのだな」と考え、それを意識的に実行したとすれば、その分確実に、血管はモロくなり、さまざまなトラブルをおこしやすくなるからだ。

つまり、本質的に、某大学教授のその論は、完全に間違っているのである。

ただし、昭和ヒトケタ生まれの人間が、他の世代に比べて高い比率で死んでいっている、という現象は実際におこっているものと見なした上で、論議を進めることにしよう。こういう疫学的研究というものは、数字の処理のしかたによって、いろいろ異なった結論が出てくるものだが、ここでは仮に、それが事実であるとみなしていこうというわけである。

栄養失調というと、ふつうは「栄養不足」の意味に受けとられがちだけれども、本当は〝失調〟というのだから、文字どおり〝アンバランス〟の意味だ。栄養不足でガリガリになるのも栄養失調なら、余計な食物をとりすぎた栄養失調もある。現在の日本社会においてみられる栄養失調はほとんどが後者の、過剰のほう。

私自身の体験を振りかえってみても、戦中・戦後の食糧難の頃は、確かに朝から晩まで腹をすかしている状態だった。しかし、ではそれが失調だったのかというと、非常に疑問だ。むしろ、あんな状態が人間の健康にとって適正な姿に近いのではないかと考えられる。食物と血液の健康についての研究および診療活動を進めるほど、その確信は強くなっていく。

この考え方を強力に裏づけられる事実もある。それは、成長期ないしは青年期のまっ只中にある若き世代が、栄養過剰による失調をおこしていて、とくに血管の生理をひどく混乱させ、さまざまな障害を引きおこしているのだ。交通事故で即死した若者たちを解剖してみると、圧倒的に動脈硬化症の結果になっていたということを、アメリカやヨーロッパなど、世界の多くの学者が指摘している。肉食過多の今の日本も例外ではないはずだ。

## ポックリ死の真因は動蛋食

要するに、現在みられるような血管の病的変化は、戦中・戦後の食糧難時代にはおきていなかった。世の中が豊かになるにつれて現れだした現象なのである。

ということなら、血管に障害を引きおこす原因は食糧難の時代の中にでなくて、現代のほうにこそある、と考えねばならない。

第一、常識的に考えても矛盾だらけであることからもわかる。たとえば、そんな血管の異常を引きおこす原因が、昭和ヒトケタ生まれの成長期にあったとするならば、なぜその時点で障害がおこらないで、30年も経った今頃になって障害がおこるのか？　人間の体細胞の代謝というものは実にめまぐるしいもので、半年もたてばほとんど体細胞は入れ替わってしまうぐらいのものだから、30年前の原因が結果となってあらわれる、などということはあり得ない話なのだ。また同じく、かつての食糧難時代に栄養不足による失調がおこっていたとしたら、なぜその結果、血管だけにトラブルがおこって、他の臓器・器官におこらなかったのか？　この点も全く説明がつけられない。

まさしく、血管にトラブルをおこしている原因は、食糧の豊富になった現代の食事内容にこそある。つまり、肉食過多を最大の特色としている「過食・美食」が原因なのである。

過食・美食が血管にトラブルを引きおこす真因だから、過食・美食をすれば、心臓病は、年齢に関係なくおこることはいうまでもない。

それが、もし、昭和ヒトケタ生まれの人間にとりわけ動脈硬化症やポックリ死などが多くおこっているとしたら、この世代の人びとがより忠実に推奨の食事をとっている結果に違いない。

多分、こういうことなのであろう。

大正の終りから昭和の初めにかけて生まれた世代は、生活の目標を「戦争に勝つため」というただ一点にしぼって、心身ともに鍛えあげられた世代である。それゆえ、大変なエネルギーをもっている。で、戦争に敗けると、そのもてるエネルギーを経済再興という目標にふりかえて、無我夢中になって働いた。その結果、日本は経済復興をとげたが、それは社会そのものの質の大変転にもなり、それと歩調を合わせて食生活に対する考え方もガラリと変わってしまった。それをも氣真面目にひたすら守って、日本を経済大国にのしあげてきたのである。つまり、もともとは粗食によっていい体質の昭和ヒトケタ世代だったが、現代医学・栄養学に踊らされて、肉をパクパク食べるようになり、そのツケがいま回ってきた、というお話。

何のことはない。ポックリ死の元凶は現代栄養学の動蛋偏重主義だ。昭和ヒトケタ世代も、現代栄養学の犠牲者なのである。

## 肉食奨励は共喰いのすすめ

素食・少食こそ、実は、いい体質をつくりあげる最重要要素である。だから、素食・少食の成長期を送ったせいで血管がモロくなる、それも、その影響力はずっと潜伏してきて、中年期になってポックリ死をおこしやすくなる……といった現象など、おこるはずもないものだ。

現代医学・栄養学が動蛋偏重主義に則って現象をみるから、事実を率直にみられずに、誤った結論を引き出してしまうのである。

それではなぜ現代医学・栄養学は動蛋偏重主義といった大変な誤りをおかしてしまったのだろうか。それは、われわれの体は蛋白でできているから、食物として蛋白を充分にとらねばならない……と考えているところに、誤りの出発点がある。この発想の誤りこそが、すべての医学常識・栄養学常識の誤りの元凶なのである。

これは、全くの直線的思考である。このような機械的な、短絡的な考え方は、機械の世界では通用しても、生命の世界では通用しない。

なぜ、現代医学・栄養学がこんな生命の世界に通用するはずのない思考・論理をもつに至ったのか、また、そもそも生命の世界に直線的思考が通用しないのはなぜか、といった事柄については、次の項で述べることにするが、この矛盾が矛盾とも思われないで放置されているために、現代人の健康はそこなわれているのであり、現代人の不幸の根もそこにあるといえる。

## 健康の原点は血液にある

### 血は腸で造られる

われわれの体は体細胞の集合体であるが、それら体細胞のすべては、血液によって養われている。全身にくまなく血管がはりめぐらされているのはそのためである。

実は、血液は単に体細胞を「養っている」だけではなくて、もっとはるかに驚異的な役割を果たしていることが、新しい血液生理学によって明らかになっているのだが、今、一般に教えられている知識だけからいっても、血液というものの重要さはわかるはずだ。もし、血液の質が悪くなれば、当然、それに養われている体細胞の質も悪くなって、いろいろなトラブル（病氣）が起こってくる結果になるからだ。

その血液の質ということを問題にするとなると、その血液という特異な流動組織の素性を知らなければならない。血液はどこで造られているか、ということである。

なお、血液中の問題を考えるにあたって、まず頭に入れておいてもらいたいことは、血液と呼ばれる組織の主役である赤血球という細胞は、けっきょくは血液そのものだと考えてよろしい、ということだ。これは新しい血液生理学における大前提である。

「赤血球は極度に成熟しきった細胞であるから、その生理的な機能も酸素運搬という特殊な働きだけに限られてしまった」と一般にいわれている。しかし、この見解は正しくない。赤血球の性格やその本態をうかがい知るためには、どうしても赤血球というものの由来やその歴史をまさぐってみる必要がある。

その「おいたちの記」をひもといてみることこそ、赤血球の本当の姿を浮き彫りにしてくれる唯一の方法なのである。また、その機能や運命についても、それは十分な示唆を与えてくれるはずだ。だから、「赤血球はなにをしているのであるか」を明らかにするためには、なによりも、まず「赤血球はどこで、どのように造られるのか」という問題を、正しく把握しなければならないわけだ。

われわれの見解によれば、赤血球は腸において、食物のモネラ（生きている物質）を材料として生み出されている。赤血球は、「生きている物質」から新生してきたきわめて原始的な生命体なのだ。少し乱暴ないい方をすれば、アメーバーやゾウリムシの次元にある細胞と考えられる。また、血液中の他の有形成分である白血球は、この赤血球からも造りだされるものであるし、さらに血小板は、赤血球や白血球などの中身、つまり細胞質の破片であるにすぎない。

## 赤血球は組織細胞に変化発展する

白血球が赤血球から造られるという事実は、赤血球の機能が驚くほど広範囲にわたっていることを暗示している。ある細胞（すなわち白血球）が、他種の細胞（すなわち白血球）に転化し得るという事実は、生きている物質（すなわち食物）から生命（すなわち赤血球）が生まれるという事実とともに、現在のフィルヒョウ的細胞観が根本的に修正されなければならないことを教えている。

では、赤血球の機能は何かというと、それは体内のあらゆる組織細胞に分化（変化発展）していくことである。しかも、赤血球と体内組織との間の関係は片道切符ではなく、組織細胞から赤血球に逆もどりすることも可能なのだ。これを「赤血球の可逆的分化」という。この見解は、現代細胞学の根本原理と背反するものであるが、これによって骨髄造血説の不合理性も、十二分に説明される。それだけではない。現代医学が遭遇している諸問題で、とくにガンや白血病をはじめ、現代医学が手をこまねいている文明病の成因や治療対策なども、この新しい概念をよりどころとしない限り、ちょっと解決のメドは立てられそうにもない。

## 骨髄造血説の不合理

さて、骨髄造血説もまた他の多くの学説と同様に、「細胞は細胞から——」のフィルヒョウ的細胞観を背景としているのだが、いまやその固定観念的なフィルヒョウの細胞観そのものに対する信頼が薄らいできている。それは当然のことであろう。現今の細胞概念はむしろ——シュライデンやシュワンらの唱えた——前世紀のより正当な見解に、もう一度立ちもどらねばならないのである。

それはともかく、この骨髄造血説の成立に重大な役割を果たしたのが、アメリカの病理学者のドーン、カニンガムおよびセイビン（1925）、それにジョルダン（1936）らの実験だ。彼らは、ニワトリやハトを10日間も絶食せしめた上で、はじめて「骨髄における赤血球の生成」を認めた。彼らも、そして現代医学および生物学においても、この絶食条件下の——非生理的な——現象を、生理的な造血現象と理解してはばからないのである。前に触れた「赤血球の可逆的分化能」を認める私たちの立場からいえば、これはまさしく非生理的な、とくに「生理的な腸管造血機能の抑制された条件」のもとでみられる「組織細胞から赤血球への逆分化現象」の一つなのだ。

消化された食物（生きている物質）から新生した赤血球は、生理的状態では、生体内のあらゆる組織細胞に分化していく。しかし、病的（非生理的）な状態——とくに腸造血抑制の状態——では、これらの組織細胞はもとの赤血球に逆分化をする。しかも、この逆分化現象は、脂肪や筋肉それに肝臓の細胞などで最も顕著だ。したがって、骨髄造血説の提唱者たちは、この組織細胞から赤血球に逆分化していく過程を、たまたま骨髄の脂肪組織において観察したにすぎないわけである。

もちろん、この飢餓状態のニワトリやハトでは、骨髄以外の他の組織、たとえば、皮下脂肪や筋肉、骨、血管、肝臓……などから赤血球へと逆分化する過程もまた起こり得たはずであるから、骨髄造血が認められるなら、同時に筋肉造血も肝臓造血も、そして脳髄造血もまた許容されなければならない。現在、骨髄造血を観察するために、絶食や貧血あるいは瀉血などの条件を加えているが、それは要するに「組織細胞から赤血球への逆分化を促す条件」を与えているということになる。

## 消化＝造血＝食物

前述したように、血液（赤血球）は、腸壁である「小腸粘膜」の中でこしらえられている。

厳密にいうと、腸の壁は、一番内側で食物と接触する「粘膜」から、その外側へと「粘膜下層」「筋層」そして「漿膜」というように、性質の異なった組織が幾重にも重なっている。そのうちの粘膜が、造血機能において、きわめてダイナミックな働きをみせる。小腸粘膜にはたくさんの突起がある。内側に向かって、ちょうど絨たんのケバのような突起がたくさんはえている。そこから、この突起をもった腸粘膜を、組織学の専門用語では「小腸絨毛組織」と呼んでいる。

腸粘膜がそのような絨毛組織になっているのは、それが造血という作業にとって必須不可欠の形態だからである。

いまの生理学では、腸壁の内側が絨毛組織になっているのは腸壁の表面積を大きくして、食物との接触面をより広くするためだ、と説明している。これは、食物というものは単に分解されて小さくなり（蛋白質がアミノ酸に分解される――というように）、吸収されていくものだ、とまったく機械的にとらえているところから出た発想である。加えて、血液が小腸でできることなどまったく考えに入っていないための発想である。それもそのはずで、現代の生理学・医学では、血は骨髄で造られると錯覚されているからに他ならない。

しかし、食物の消化・吸収というものは、そんな機械的で単純なものではない。また、血が造られているのは骨髄ではなくて、小腸である。

小腸絨毛組織が食物を消化する場所であることは、間違いないだろう。そして、血が、他ならぬその同じ小腸でこしらえられていることも、またまぎれもない事実だ。

## 2 浄血食で健康はよみがえる

われわれの体組織は確かに蛋白質でできている。けれども、それは、食物中の蛋白質がそのまま体の蛋白に移行したものではない。われわれの体はそんなに単純なものではない。われわれの体の蛋白質は、もっと簡単な組成の化合物を素材として、自らの体の中で、各自こしらえているのである。すべて生合成をしているのである。

その単純な組成の化合物とは、植物性炭水化物が主体となり、それに各種のミネラルやビタミン、酵素が複合したものだ。具体的にいうと、植物や下等小動物である。

大体、この地球の生態系から考えても、植物が動物を養い、その動物の死骸が土に帰って再び植物を養う……といっためぐり合わせになっている。簡単にいってしまうと、植物は炭水化物であって、動物は蛋白質だ。つまり、動物の蛋白は、炭水化物を素材にしてクリエイトされるものなのである。下等小動物は、本質的に植物に近いので、素材として用いられるわけだが、ウシやブタやトリなどは、生態系の図式の上では、ヒトとほとんど同列に並ぶ存在だ。同胞なのである。同胞で喰いっこをしたら、自滅する他はない。

まさしく、動蛋（動物性蛋白質）偏重主義は自滅思想である。

体の蛋白をつくるのに、蛋白食が必要だという考え方は、つきつめていくと、人間は人間の肉を喰うのが1番いいという結論にいきついてしまう。なぜなら、なるべく自分の体の蛋白に近いものほどよいとする考え方なのだから、トリよりはブタ、ブタよりはウシ、ウシよりはサル、サルよりはヒト……というように必然的になってしまう。世の栄養学者たちは、都合のよいところだけを切りとっていろいろともっともらしいことをいっているが、その動蛋推奨論の本質は、まぎれもなく人肉共喰いのすすめである。むろん、そんなことが成立するわけはなく、それでは自滅してしまう。

## 肉と野菜のバランス——実現不可能

### バランス食がかえってアダに

「なるべくいろいろのものを少しずつ食べるのが、バランスのよい食事にする秘訣です」

「ある企業のランチメニューは、野菜サラダと牛乳が別について、米飯が少ない。栄養のバランスをとる配慮がなされている」

「サラリーマンの昼食などでは、ラーメンを食べるのなら、せめて卵をつけるとか、ビタミンを補う果物を摂ってバランス食を心がけるべきだ」

こんなことが、身近にある新聞、雑誌、健康の本、テレビなどにあふれかえっている。決定的に間違っているこの考え方が、よくもまあこうまでポピュラーな常識として浸透してしまったものかと、私はただただあきれるばかりである。

それでは具体的に肉と野菜のバランスをとるには、どれくらいの量と種類の肉や野菜を組み合わせて摂ったらいいのかと問うたら、誰一人正確に答えられる人はいまい。バランスをとるための1日の量として、肉60g、野菜300g……などと数字で示しているケースもあるが、それで本当にバランスがとれるという確証はない。何らの根拠もない話なのだ。

もし、こういう摂り方で栄養のバランスがとれて健康になるものであり、そうでない摂り方では健康がそこなわれてしまう、というのなら、健康問題はとっくの昔にすべて解決してしまっているはずだ。そういう単純計算で割り切れるものなら、健康になることをめざしながら、かえって健康をそこない呻吟しているといった矛盾した結果が出るわけもなかろう。

けれども、現実は全く逆だ。肉と野菜のバランスをとることをより熱心に実行している人ほど、むしろさまざまな健康上のトラブルを引きおこしている、というのが実情だ。

たとえば、現代栄養学のままの家庭、学校給食、夕食の献立材料の配達を利用している家庭、栄養士によって仕立てられた病院の治療食など、どれもがトラブル・メーカーになっている。料理をつくる人自身は、家族への愛や、職業をとおしての使命感をもったりしてガンバっており、食べる側も喜んでいるかも知れないが、「肉—野菜のバランス食」では、確実に健康状態はくずれていく。遅かれ早かれ、何らかの慢性病が発生したり、病状が悪化したりする結果になる。そういう段階に立ち至って、はじめて誤りに氣づいたりするわけだが、それでもまだ食事が間違っているとは夢にも思わない人たちがたくさんいる。こういう人では、栄養をさらにしっかり摂って体力をつけて、病氣は薬や手術で治そうとする……というようにいよいよ迷路に入りこんでいってしまう。迷信とは、げに恐ろしきものなのである。

## 消化能力は千差万別

実際には、肉と野菜のバランスをとることなど、絶対にできない相談である。

確かに、肉類は老廃産物を生んで血液を酸毒化するし、野菜には血液をきれいにしてアルカリ性化する作用がある。けれども、それぞれが、どれくらい血を汚したり、逆に血をきれいにしたりする効力をあらわすかは、人によって、また時と場合によって千差万別で、一概にはいえないものだ。

なぜなら、同じように肉食をしたとしても、それを食べる時の精神状態が違うし、噛む回数も違う。消化液の分泌量も、またそれに含まれる酵素の活性度も違い、腸内細菌の性状も違っているからだ。血液や組織にどの程度の肉食性老廃産物が取り残されるか、あるいは、野菜の浄血作用がどの程度の効果をあげてくれるのか、わからないのだ。測りようのない事柄なのである。

けっきょく、この肉と野菜のバランスという考え方も機械論なのである。われわれの体の消化機能というものを完全に見くびった考え方でもある。食品から出発して、そのつり合いを考えて食べたものが、そのままストレートな姿で体の栄養のつり合いになっていく、と割り切ってしまっているからだ。

だが、そうは問屋がおろさない。体には、生理機能の原理という動かしようのない確固としたカラクリがあるのだから、その流れに沿ってすべての機能は展開していく。

食品分析学にのっとって体に送りこまれた食物のうちに、たまたま生理の実情に合致するものが入っておれば、それはスムーズに消化処理されて、有用な作用をあらわしていくが、そうでないものは、体のほうで何とか補いをつけるようヤリクリしていくことになる。

この、そうでないもの——動蛋食品や精白食品はその代表——のほうが大半を占め、その中には、本来、食物とはなり得ないはずの化学調味料、人工色素、化学塩などまで入っているのだから、生理機能には早晩、破綻が生じてしまう。いろいろな病的症状や老化現象、慢性病がそれだ。いわゆるバランス食をとりながら、こんなトラブルがおこっているということは全く矛盾している。それを大半の人びとが矛盾とも何とも思わないのが不思議であり、不氣味でもある。生理機能に対する無知から、食物の役割とか、病氣発生のカラクリを正しく理解していないことが、現実をありのままにとらえたり、事態を適確に判断したりすることをできなくさせているのである。

## 主食がバランスをとる

肉と野菜のバランスをとることは絶対に不可能なのだが、〝栄養のバランスをとること〟そのものが不可能というわけではない。われわれ人間を含めて、すべての生命体は、栄養のバランスがとれているからこそ、健康に生きていられるのである。栄養のバランスをとることは必須不可欠なのである。

本当の意味での栄養のバランスはとらなければならない。その真の意味でのバランスをとるためには、われわれ人間がバランスを考慮しなくても、食物自体がバランス保持をしてくれるものを、食生活の中心にすえればいいのである。

先ほども述べたように、栄養効果に関係するさまざまな要素をすべて考えて食事の摂り方を配慮していくことなどできはしない。だから、全く別の角度から、確実にバランス保持のできる手だてを考えていく必要があるわけで、それが、われわれの体にとっての最も理想的なバランス食品を主食として摂ることである。そうすれば、自然に栄養のバランスがとれる。

われわれの体にとって最も理想的なバランス食品とは、未精白の穀物である。未精白穀物、とくにその胚芽の部分には、植物性炭水化物にきわめて多彩な有効成分が結びついている点で、われわれの命のモトとなる食糧として、他のどの食品よりも重要なものである。

たとえば、玄米ではこれまで明らかになっているだけでも、炭水化物、粗蛋白、粗脂肪のほか、ビタミン$B_1$、$B_2$、$B_6$、E、ナイアシン、パントテン酸、プロビタC、コリン、リノール酸、各種ミネラル、酵素などが含まれている。このため、炭水化物がスムーズに代謝されて、質のしっかりした自前の体蛋白をこしらえていくのである。

それもそのはずであろう。人間はもともと穀菜食動物だ。穀物を中心とした食物を摂るように、生物学的に運命づけられているのである。

「穀物を主食にし、野菜を主体とした副食を摂る」といった穀菜主食がバランスをとるパターンを守ることで健康が保持でき、また病氣の予防や根治をはかれるのも、全く当然の成りゆきなのである。このような事柄が、新しい血液生理学によって明らかになってきたのであり、何万例もの臨床例（お茶の水クリニックの患者さんの例）が実証してくれているのである。

もちろん、穀物が人間にとっての理想的なバランス食品だといっても、穀物さえ食べておればいいというわけではない。それを主食として（食事量全体の8～5割）、適当な副食を添えることが大事だ。

生理機能というものは常に流動的なもので、季節のめぐりや、住んでいる地理的条件、そのときどきの氣分、さまざまなストレスなどによって影響を受ける。それらのいっさいに弾力的に対応しながら体全体のバランスを保持していくために、穀物とは違ったさまざまな要素をもつ食品が必要なのである。それらを副食として補足するわけだ。

いずれにしても穀菜食パターンを守ることが大事で、とりわけ主食中心食にすることが重要なのである。副食の摂り方が多少かたよっても、またときに脱線して白米・肉食系の食事を摂っても、日頃、主食が正しく摂られておれば、それほどひどく栄養のバランスをくずす心配はない。主食自体がバランス保持（回復）作用をもっているからだ。主食はどうでもよい、肉と野菜をしっかり摂れ、という現代栄養学の考え方は、まるっきり逆なのである。

# 病氣は自然治癒力のあらわれ

## 病原体説は誤り

このように健康常識（医学常識・栄養常識）をゆがめてしまうに至った決定的要因は、いったい何だろうか。

それは、現代医学の根底にある生命観＝医学思想が、本質的に狂っているからに他ならない。いまの世の中には、各種の健康法・治療法が百花繚乱のおもむきになっているけれども、それらのよってきたるルーツである医学思想としてみると、けっきょく2つだけになる。つまり、医学の基本的な考え方には、大きく異なった2つの流れがあるのだ。1つは、病原体説で、もう1つは、自然療能説である。

病原体説というのは、病原体が病氣の原因であるとする考え方であって、現在、医学界の主流となっている西洋医学（すなわち現代医学）のとっている立場がそれである。この現代医学が大勢を占めているだけに、その考え方が人びとの医学常識となっている。それで、医学思想としては、それしかない、あるいはその考え方こそ正統で正しいもの、と無意識のうちに考えてしまいがちだ。けれども、実際はそうではなくて、全く同じ重みをもって、それとは根本的に異なっているもう1つの別の考え方がある。そして、病氣を本当に根治し、真の健康体を生み出す医学を成り立たせるためには、そのもう1つの別の考え方によらなければならない、ということが、理論的にも、実際的にも、はっきりしてきたのである。

健康でありたい、持病を早く治しきってしまいたい、賢い子どもに育てたい、健康な長生きをしたい……との望みを実現するために、多くの人はそれぞれに努力していながら、大した成果があげられなかったり、むしろ逆効果を招いてしまったりする、というケースが今は大変に多い。医学の考え方の根本が間違っていては、こういう結果になるのも当然の話なのだ。

どうしても、根本の考え方を正してかからなければならない。つまり、自然療能説をしっかり理解する必要がある。

そこでまず、一般になじみの深い現代医学の考え方・病原体説とはどういうものなのかを、改めてながめてみよう。その欠陥を明らかにすることで、自ずと自然療能説がどういうものかもわかってくるはずだからだ。

## 二元論ではダメ

病原体説の特徴は、主に次のようなものである。

●発病するのは、病原体のしわざで、偶然におこる。われわれの体自体はあくまでも善なのだが、悪玉は体の外にいる病原体（バクテリアやウィルス）で、これらが体に侵入してくるために病氣がおこる。それも、たまたま病原体が飛びこんでしまった体に病氣がおこるのだから、本人に何らの責任はなく、ただ運が悪かっただけだ、と考える。

●治療は病原体をやっつける（攻撃する）必要がある。悪玉である病原体を攻撃し全滅させれば、体はもとの健康な姿にもどるわけで、その攻撃・全滅法として化学療法や手術療法、放射線療法が用いられている。

●病氣の根治ができず、むしろ治療法が逆効果を生んでしまっている。攻撃的な治療法をおこなうと、病原体が死滅したり、病変部が除去されたりはするが、病人を全体としてみると、その体の自然性は大きくそこなわれるから、かえって体質は軟弱になり、寿命を縮める結果になっている。

このような考え方の根本特性を一言でいうと、二元論である、といえる。まず一方に、発病の舞台であるわれわれの「体」というものを置き、それとは別の侵略的存在として、「病原体」というものを設置する。体と病原体といった2つの存在を並列的に並べて考えている、二元論なのである。

だが、この二元論的発想では、生命世界の問題は、本当には解決できない。生命界は、本質的に一元的世界であるからだ。生命の問題を〝本当に解決する〟とは、単に苦痛を除去するとか、故障した臓器を取り替えるとか、そういうことではなくて、「人間が本来あるべき姿で生を全うさせる」ということである。つまり、真の健康体になることであり、健康で天寿を全うするということだ。生命界の実情にマッチした一元論であってこそ、それらもはじめて実現できるのである。

二元論というものは、物理的世界にとっては大変に重宝な考え方である。より性能のいいクルマやロケットを作る、といった機械の世界では、大変な偉力を発揮する考え方なのだ。機械文明の今の世の中では、この二元論の産物が、きらびやかな成果をみせている。そのおかげで、生活は便利でスピーディーで、明るく、快適なものになっている。それゆえ、人びとはうっかりすると、二元論ですべての物事が解決してしまうように錯覚してしまう。まだまだ不満足な点もあるが、それはまだ研究が遅れているだけの話で、それが充分にされた暁にはすっかり問題は片づいてしまう……と楽観的に考えてもいる。医療面は、その代表のように思われているわけだ。「ガンをはじめとした慢性病も、今は完全には治せないが、そのうち治せる時代がくるだろう……」といった具合だ。

だが、二元論的発想ではそれは不可能だ。生命の世界は機械の世界とはまるで違う。というよりまるっきり反対のものだからである。

## 3　病氣は必ず治る

二元的に物事を見るということは、直線的に、不可逆的に、排中律的に、局所的に物事をとらえるということである。これと全く逆の見方が一元的な見方なのだ。生命の世界ではこの一元的な見方であってこそ通用するのである。

生命現象の真髄は、一言でいうとラセンである。ちょうど、コルクの栓抜きのコイル状のハリ金の部分が、無限のかなたに向かって延びている、と考えるとわかりやすいだろう。

だから、これを全体として眺めれば、直線は存在しない。また、切れ目がないのだから典型的な二つの姿（「白―黒」「良い―悪い」のように）をとらえて、その中間は除いて考えようとしても、ムリ。全体が中間的なもの、移行型ばかりだからだ。さらに、その切り口を平面的にみれば輪になり回っている。すなわち循環しているのだから、すべては可逆的なのだ。

というわけで、生命の世界は、大前提として「全体的」（総合的）に見るべきものであって、そうした立場から眺めると、すべては「中間的」「循環的」「可逆的」であることがわかる。これらの四大要素は、互いに必然性をもって連なっているので、そのうちのどれか1つの要素があれば、他の3つの要素も必ず一緒にくっついている。

そういう意味で、健康問題を考えるにあたって、とくにしっかりと銘記しておきたいのは、「可逆的」という特性である。これは、命がある限り、どんな病氣も治る可能性をもっているということである。生命の世界は、すべて可逆性が支配しているから、しかるべき条件さえ整えば、どちらの方向へも変わっていく。病氣にかかったのも、それなりの条件が備わった結果なのであって、逆に適切な処置を施せば、病氣は必ず治っていくのである。〝不治の病〟とか、〝もう手遅れだから治らない〟とかいった言葉を、世の医師たちは平氣で口にしているけれども、生命の実相に照らしていえば、そういうことはあり得ないのである。「元へもどる」ということが、生命現象の最大の特徴なのであって、難病の代表であるガンも例外ではない。正しい治療さえおこなえば確実に治っていく。実際、治っていっている。

## 病氣は味方だ

現代医学は病原体説であり、二元論であるのに対して、一元論は自然療能説で、これこそ私どもが提唱している自然医学の基本的考え方である。

自然療能説では、われわれの体と病氣を引きおこす因子を切り離して考えない。一元的に、一体としてとらえられるのである。発病因子のみならず生活環境すべてを、われわれ人間と一体としてとらえる。要するに、この世界のすべてを連続した1つのものととらえるのである。

便宜上、それぞれの要素に、人間だとか、植物だとか、空氣だとか、いろいろな名称をつけて呼んでいるけれども、本質的にはすべてが一体であるというわけだ。

健康問題に則していえば、一般的には最大限視野を広げたとらえ方をしても生活環境と人間といった対比的な図式になるが、それも自然療能説の立場からみると、生活環境イコール人間となるのである。強いて両者の違いを表現するとすれば、生活環境全般は大自然であり、大宇宙であるのに対して、人間は小宇宙ということができる。

宇宙であることにおいて、両者は何ら異なるところがないのである。このように一元的なとらえ方をすれば、生命問題は自然に解決の糸口が見つけられる。病氣はわれわれの体におこった歪みだが、それはその人間を取り巻いている生活環境の歪みを反映しているものだ。とりわけかかわりの深い生活環境（精神、運動、食物）のあり方を正していけば、自然に病氣は解消してしまうものである。

それればかりか、人体自体にも自ら歪みを是正しようとするシステムが働いてもいる。自然治癒と呼ばれている働きがそれで、医学用語では「ホメオスターシス＝体内環境の恒常性を保とうとする機能」といわれている。病氣と呼ばれている現象は、実はこの自然治癒力の発動なのである。つまり、体自体が健康な姿にたちもどろうとする働きが、病氣の実体なのである。こういうものが悪であるはずはなかろう。命を何とかして生き長らえさせようとする反応なのであるから、まぎれもなく善である。

善なるものであるならば、攻撃するのは誤りであることは常識的に考えてもわかるはず。実際、攻撃とは逆の、適応あるいは同化による穏やかな療法をとるのが自然療能説のやり方であるが、それゆえにこそ、病氣は根治して、本来の健康をよみがえらせることができているのである。

たとえば、発熱という症状を例にとってみよう。病原体説では悪い病原菌が外から入ってきたために引き起こされたものだと考えて、抗生物質その他の化学薬剤を使い病原菌の死滅をはかる。それに対して、自然療能説では、自然治癒力が発動し、必要があって体熱を高めている、ととらえる。だから、ムリヤリ熱を下げるのはよくない。むしろ発熱現象をスムーズに経過させるように体を温めたりして、自然治癒力がよりよく働くようにしむけるのである。

このように、病氣に対する考え方の違いが、治療法のあり方を根本的に変えてしまうのである。治療法の根本的な違いが、人間の健康状態に決定的な違いをもたらしていくのは、当然の話であろう。

# 生命科学思想は矛盾だらけ

## 四大定律のウソとホント

生命の世界は一元的な世界であるから、もともと二元論は通用するはずはないのであるが、さまざまな二元論が入りこんでしまっている。それが、今日の生命科学に大混乱を引きおこしている元凶である。

二元論は、その不可逆性ゆえに全く柔軟性を欠いた固定観念を生み出すもので、医学・生物学の領域にも、大変に困った固定観念がドッカと居すわってしまっているのである。それが、現代人の健康観をいかに歪めているかを、しっかりと理解しておきたい。

現代の医学・生物学を全体的に支配している定律が4つあるのであるが、それ自体がすでに一元論的性格のものと二元論的性格のものとが入りまじっているのである。

4つの定律とは、

1. オパーリンの生命自然発生論
2. ダーウィンの進化論
3. フィルヒョウの細胞理論
4. メンデル・モルガンの遺伝理論　である。

第1のオパーリンの生命自然発生論とは、「かつてこの地球は火の球であって、生物は全く存在しなかった。だが、その地球が次第に冷えてくるにしたがって、そこに存在した無機物が有機物に発展し、その有機物から蛋白質が生み出されるに至り、そこからついに原始的な生命が発生した」という、実に大胆な理論である。無機物が、一定のプロセスを経ることによってついに生命にまで変化してしまったという、まことに発展的な考え方である。これは一元論だ。

一元論であるからこそ、発展的な考え方を生んだのである。

## 発展説こそ正しい

第2のダーウィンの進化論についてはたいていの人が概略的に知っていよう。「アメーバのような原始生命が、自然淘汰というフルイにかけられながら、環境に適応していくことによって、次第に発展してより高等な生物になると同時に、多種多様な生物を生み出してきた」といった考え方である。

これも、あるものが条件の変化に応じて変化・発展していくという考え方であって、委細についての矛盾や誤謬は別として1．および2．の基本的姿勢は自然的発展思想である。

これら一元論は、現実をうまく説明できるし、矛盾していないから、正しい考え方だといえる。地球上には最初、生命は存在しなかったが、現在では数百万種類の生物（動植物）が棲息している。これはまぎれもない事実である。そしてまた、無生物から蛋白質ができることは、実験的にも確かめられている。すなわち、水とアンモニアガスと、その他にいくつかの無機物をフラスコの中に入れて、火花を放電すると、かなり高級な蛋白質ができるのである。

というわけで、生命問題を考えるにあたっては、こうした基礎的な考え方をしっかりと踏まえることが、不可欠。本質的なミスを防ぐことになるばかりか、より奔放に新しい発想を生み出していく手がかりになるからである。

## 現代医学を誤らせた細胞観

第3のフィルヒョウの細胞理論というのは、「細胞は、細胞分裂によってのみ、細胞から生まれる」という考え方である。つまり、1つの細胞が2つに分裂し、さらにそれが4つに分裂する……というようにして細胞はふえていく、というのだ。

これは誰もが、学校の理科や生物の授業で教えられているなじみの考え方だ。それゆえ、とくに氣にも留めてはいないかわりに、絶対的な真理のように受け止められてしまっている。

けれども、実は、これが大変なクセモノなのである。これは、「生命は変わらない」という全くの固定観念なのである。つまり、細胞は、細胞ではない何か別の存在からつくられるものではない、という考え方なのだし、細胞が進んでいく先も、分裂をくりかえして細胞の数がふえていくだけという考え方だ。だから、はじめから終わりまで、ただ同じ細胞が存在するだけということになってしまう。

私は、そのフィルヒョウの細胞観を、「細胞は細胞から――」というように表現しているが、その考え方は、事実とは完全に反している。生命は〝変わること〟こそ本質であるからだ。

また、変化しないということになれば、因果関係を追究することも不可能だ。つまり、問答無用だ、といっているのと同じこと。これでは科学にならない。生命の本質や特性をより正確につかんで、真の健康体づくりを実現させていくために生命科学という学問領域があるのであり、その生命の科学を推し進めていくためにいろいろな理論を出し合っているのである。その理論が、問答無用を叫んでいるのでは全くお話にならない。

だが、そのお話にならないはずの「細胞は細胞から——」が、これまで百年もの間、実際に医学・生物学の世界に君臨してきたのである。生命問題が混乱するのも当然の成りゆきだ。とくに医学の土台となる細胞観の決定的誤りなのだから、実際の病氣治しの面で、どれほどの弊害が生み出されているか計り知れない。

実際には、生命の世界では、細胞ではない別のものから細胞がつくられたり、細胞が細胞ではない別のものに変わったりしている。この生命の世界ほど変転きわまりない世界はない。けっきょく、現代医学の細胞観は本質的に二元論の産物であるが、ゆえに、発展的な考え方ができないのである。

## 「遺伝だから治らない」はウソ

そして第4の、メンデル・モルガンの遺伝理論というのは、「細胞には核があり、核の中に染色体がある。その染色体中にある遺伝子が遺伝をつかさどっている」という考え方である。先のフィルヒョウの考え方と全く同じで、遺伝子というものが、親から子へ、さらにその子へと、どこまでも伝えられていくというのである。この遺伝子が変わらない限り、生物の姿形や質は変わらないという、やはり不変説なのだ。

一般にも、「体質は遺伝によって決まるもの」「この病氣は体質によるものだから治らない」

といったことが、日常茶飯にいい慣らされているが、そんな考え方のモトになっているのが、このメンデル・モルガンの遺伝理論なのだ。

遺伝子が変わらなければ、形や質が変わらないということの裏をいって、遺伝子を変えさえすれば、さまざまな新しい形や質が生み出されるということで、今、脚光をあびているのが分子生物学だが、けっきょくは固定観念である遺伝理論に則っているものだから、早晩カベにぶちあたる結果になろう。第一、そんな近視眼的な研究から導かれた考え方で、問題が解決されるほど、生命の世界は単純なものではない。

現実に、親とは相当に異なった子どもも生まれているし、それが積もって、この地球上には相当多種多様な姿の生物が存在している。遺伝という現象も、一定の条件さえそろえば、いくらでも変化していくということを物語る以外の何ものでもない。

メンデル・モルガン理論を採用している現代の遺伝学は、そこで苦肉の策として、突然変異説をそこにドッキングさせている。変異説とはいえ、そのプロセスを一切不問に付して「突然に」別のものになってしまうといっているのだから、これもやはり不変説である。

このように、現代の生命科学においては、基本的な考え方そのものに根本的矛盾をはらんでいるのである。いうまでもなく、生命の本質に合致した一元的な考え方を再認識することによって、そうでない考え方（二元論）からの脱却をはかっていかなければならないのである。

# 4　肉食が生んだ西洋論理

## 思想は風土の産物

現代医学は、病原菌によって病氣が引き起こされるという考え方（病原体説）をとっている。これは、先に紹介した四大定律のうちの2つの固定観念、すなわち、フィルヒョウの「細胞は細胞から――」と、メンデル・モルガンの遺伝理論によりかかってしまっているためである。

生命というものを固定的にながめれば、異なった存在はそれぞれに全く別物であると見なさざるを得なくなるわけだ。「われわれ人間様とバクテリアめが同じものであるはずはなかろう」といった考え方になってしまうのは当然の成りゆきなのだ。必然的に二元論（病原体説）となってしまうのである。

また逆に、二元的なものの見方をすると、どうしても固定的な考え方におちいってしまう。物事の本質というようなことは考えないで、ただ目に映ったことだけにとらわれると、Aはあくまで A で、Bに変化しているプロセスはキャッチできないから、それぞれに別物であり、変化していくことなどあり得ない……といった固定観念をもつことになるわけだ。

そういった二元論、固定観念はもともと西洋の産物である。つまり、肉食によって生み出された西洋思想の最大の特徴が二元論であり、固定観念なのである。

それに対して、菜食によって生み出されたのが、一元論であり、循環論である。

食物が人間をこしらえているわけだから、人間のタイプの本質的な違いは、食事パターン（食生活の土台）の違いによって生じる。食事パターンは、大別すると「肉食」と「菜食」の2つのタイプがある。もっとたくさんのタイプがあるように思うかも知れないが、基本的な2つのタイプのバリエーションにすぎない。

肉食といった食事パターンをとっている人間、すなわち肉食人種（西洋人）は、穀物や野菜が満足にできないという厳しい風土の産物である。それゆえに、自分以外のものはすべて自分に対立するものととらえて、自分が生きのびるためには、自然を征服していかなければいけないと考えるのだ。

そうした自然観は、必然的に、それに対応した文明を生み出す。肉食人種が機械的な物質文明を著しく発展させたのも、それゆえである。機械文明には、二元論である直線的・不可逆的・分析的・排中立の考え方が充分に通用したし、むしろそれでこそ難問も割り切った処理ができるといった側面さえ多分にあるからだ。当然、そこでは機械的に割り切ることのできない生命の世界の事柄——精神文明や生命の科学は取り残される結果になる。

そのもともとは通用すべくもない二元論が、ムリヤリ持ち込まれてしまったために、いま、生命の世界に大変な混乱が引きおこされているのである。

## 肉食推奨は西洋論理の権化

生命の世界にもちこまれたもののうち、何よりも困る西洋論理は、肉食推奨論である。肉食が母体となって生まれた西洋論理なのだから、そこに肉食を認める考え方ははじめから存在するわけだが、肉食推奨論こそ、まさしく西洋論理の権化といってよい。

まず、西洋論理の4大特性は、前にも述べているとおり、①直線的、②不可逆的、③分析的、④排中立ということである。すなわち、因果関係をきわめて単純に、機械的にとらえて、物事を短絡的に考える。物事を一方通行的に考え、逆方向の流れを考慮しない。不確定要素も包みこんで総合的に考えることをしないで明解な要素だけを細かく掘り下げていく。そして、中間体である微妙な部分を省いて、白か黒か、右か左かと割り切った考え方をする。

肉食推奨論の根拠となっているのは、われわれの体は蛋白質でできているから、蛋白質を摂るべし、という考え方だ。すなわち、この考え方は、

●食物中の蛋白質がそのまま蛋白になるという直線思考である。

●実際には炭水化物、蛋白質、脂肪は本質的には同一物質で、条件の違いによって形態が変わったものだから、状況しだいで互いに移行する。そういった本質的な事柄は全く考えないで、蛋白質はあくまで蛋白質だと考えている不可逆思考である。

●食物も体もどちらも複合的性格をもっているものだから、両者の全面的なかかわり方がどうなっているかを考えていかなければならないのに、主要成分である蛋白質（およびその他のいくつかの成分のみ）にことさら執着していく分析思考である。

●肉食をおこなうと、その構成要素である蛋白質をはじめとした各種の栄養素が、すべて体にプラスされていくと考えている。実際には、体内では食物の処理はきわめて総合的で、生物学的なプロセスを経ておこなわれるから、栄養効果は単純な「足し算」とはならない。それらの大事で微妙な事柄をいっさい切り捨ててしまっている排中立である。

## 医療の危機も二元論ゆえ

現代医学は日進月歩といわれるが、それは見せかけの表面的な事柄だけについていえることで、内実は「破綻寸前」というのが真相なのである。

進歩しているのは、単に機械的な側面だけなのだ。医学の分野でも、機械的に処理できる領域があって、その面では現代の進んだ科学技術が応用できるのである。たとえば、病氣の診断にエレクトロニクスを導入しているのは、そのいい例だ。

また、治療面にもいろいろな科学技術がもちこまれているが、こちらは、大方が生命にとっては有難迷惑の結果を生んでいる。

たとえば、人工腎臓、など人工臓器の利用や、外科の奇形的な発達がそれだ。

慢性腎臓病がある程度以上に進むと、本来は尿中に排泄されるべきクレアチニンや尿素、窒素などが排泄されないで、血液中にたまってしまう。つまり尿毒症となるわけで、これは放置すると死んでしまう。そこで、人為的にそれら血中の老廃物質を抜き取るという処置をすると、命がながらえられる。人工腎臓に対する血液透析というのが、それである。

人工透析をいったんはじめたら、途中でやめるわけにはいかない。お盆も正月もなく、週2～3回は必ず病院へ行って透析しなければならない。それにかかる費用は1ヶ月100万円ぐらい。これを個人で負担できる人はそういないから、健保組合や政府が支払うことになる。

他に、人工心臓とか人工肝臓、人工膵臓なども開発されつつある。実際に使われるようになれば、人工腎臓の場合と同様の結果となろう。

また、体重700gぐらいの超未熟児を、高度な医療技術を駆使して救うといったこともおこなわれている。たいていは、高度の知能障害や失明、奇形などをおこしているにもかかわらず、である。胎児に奇形が発見されて、母親の胎内にあるうちに手術をして出産にこぎつける、といったこともすでにおこなわれている。植物人間となって何年も、現代の医療技術の力で生き続けているケースもたくさんある。

これらは例外的なケースではなくて、検査に次ぐ検査、薬づけ診療、早期発見・早期手術を奨励している一般の医療の延長線上にある事柄なのである。

こんなことがはたして医療の進歩などといえるだろうか。病氣そのものは根治することなく、国の医療費ばかりが高騰していっている。まさしく現代医学の医療は危機に瀕しているのである。

## 生命無視の現代医学

現代医学の医療の最大の特性は、局所的であることだ。病変だけを、全体としての体から切り離して考えている。そこから必然的に治療法は不自然な対症療法になってしまうのだ。

たとえば、ときどき脈が乱れ、胸苦しさをおぼえる心室性期外収縮と呼ばれる病氣がある。心臓に異常な興奮がおこるために、正常の収縮より早めに心臓が収縮してしまう。そのため充分な血液が送り出されない、といった障害だ。これに対する現代医学の処置は、良質のものは、あまり氣にかけないようにして適当な運動をさせる。悪質のものは、脈の乱れが続くと、心臓のポンプ機能が弱って不全などおこす心配もあるので、抗不整脈薬を使う……といった具合。

また、ひどいめまい息切れがおこる悪性貧血に対しては、原因と考えられるビタミン$B_{12}$剤の補給をおこなう。口から飲むだけでは胃酸不足もあって吸収されにくいので、はじめは注射する。これで貧血症状はてきめんに治るけれども、神経症状はある程度以上進んでいると回復しにくい……という。

他のすべての病氣に対しても、基本的に同じ。いろいろな症状を解消することが治療だと考え違いをしているので、どこまでも症状や薬剤の分析的研究が進められることになる。

これは、例えていえば、「生きているカツオ」の生態を研究すべきところを、「花カツオ」で実験をしているようなもので、本質的に間違っている。

生命とはあくまでも全体的な問題である。だから、生命にかかわる問題は、常に全体的・巨視的・総合的にとらえるようにしなければならない。

全体としてみれば、すべての事柄は完全なバランスがとれている。バランスがとれているということは、そこに生じているいろいろな現象は可逆性をもっているはずであるし、循環しているはずだ。そうなればそこには、固定的で極端な姿のものはほとんどなくて、大半が移行型であるに違いない。

直線的ではなくて曲線的、不可逆的ではなくて可逆的、分析的でなくて全体的、排中立ではなくて中間的なのである。生命の世界の本質は、曲線的、可逆的、全体的、中間的であることを、いつもしっかりと頭に入れておくことが大事である。

# 5　慢性病の正体

## 発病のカラクリはすべて同じ

慢性病には非常に多くの種類がある。肝臓病、腎臓病、心臓病、喘息、リウマチ、ガン、自律神経失調症……といった具合に。現代医学ではさらに、同じ肝臓病でも、血清肝炎、流行性肝炎、肝硬変、というように細かく分類しており、それら1つひとつの病氣は成り立ちが異なっているから、それらの治療法はそれぞれに違っているという。そういうところから、「シロウト療法はダメ」という、もっともらしい意見も出てくるわけである。

シロウトがダメなら、クロウトはいいのか？　というと、ガンの権威が歴代ガンで死んだり、心臓病の専門医が自分の心臓病を治せないでいたりする、といった例はザラなのだ。それは当り前の話なのだ。現代医学は発病のカラクリを正しくとらえていないのだから。

慢性病は生体反応であるという点においてはいずれも全く同じなのだから、慢性病は数あるといえどもその根底にあるカラクリは、ただ1つしかないはずだ。

まず病氣というものは、われわれの肉体上におこる病的変化である。したがって、発病のカラクリは、われわれの体の成り立ちに対応した姿になっているはずである。したがって、体の成り立ちを正しくとらえる必要がある。

ごく簡単にいうと、われわれの体は、食物を素材としてこしらえられている。つまり、体は〝食物の化身〟なのだ。では、その食物が体をこしらえていくプロセスはどうなっているかというと、食べ物が腸粘膜で赤血球につくりかえられる。その赤血球が血管内に送りこまれて全身をめぐっていって、こんどは体細胞に変化発展していく……という具合になっている。

体を、頭のテッペンのほうからまっすぐに見下ろしたとすると、食べ物は、まず体の中心部である腸内に入る。それが腸から外側にある血管内をかけめぐる赤血球に変えられる。それがさらに全身を包みこんでいる筋肉や皮膚その他すべての組織・器官を構成する体細胞に発展していく。すなわち、われわれの体は、「食（腸内）の世界」が「血の世界」に、それがさらに「体細胞の世界」へと移行していくという、まことにダイナミックな遠心性の発展構造になっているわけだ。

さて、病氣（慢性病）とは、「体細胞の世界」に〝狂い〟が生じる現象である。

となると、体の基本構造からいって、その狂いの直接的原因は「血の世界」に求められ、さらにさかのぼると大もとの原因（真因）は「食の世界」に求められるはずである。それ以外にないはずだ。

「食の世界」が狂うとは、食事内容が適正でないために、それが腸内で腐敗するということである。腐敗すると、さまざまな腐敗産物や病的ウィルスが発生する。その腐敗産物・病的ウィルスが吸収される結果、「血の世界」が狂うのだ。そして、その血中の異物が組織に異常刺激を与えて、炎症と呼ばれる病変反応を引きおこす。この炎症が「体細胞の世界」の狂いの実体である。慢性病はすべて、こういう三段階を経て発病するのであって、原理としては実に簡単明瞭なのである。

## ウィルスも自家生産

間違った食事が血を汚すのは、腸内で腐敗現象をおこすからである。すなわち、慢性病は、「腸の腐敗」という現象からスタートするのである。

腸内で腐敗現象がおこると、腐敗産物であるアミン、アンモニア、フェノール、硫化水素、インドールなどが発生する。それと同時に、病的なウィルスも生み出されるのである。

昔は、肉食をすると〝毒素〟が生まれる、といわれていたが、その毒素こそウィルスに他ならない。顕微鏡の精度がよくなって、毒素といった漠然とした名前でよばれていたものの実体が、ウィルスであることが明らかになったわけだ。

加えて、いろいろな腐敗産物や病的ウィルスが発生するような状態となった腸内では、そこに棲んでいる腸内細菌の性質も悪質化して、いろいろな病的バクテリアがのさばり出す。

病的なバクテリアやウィルスには、いろいろな種類のものがあるけれども、それらはけっきょく、腸内の腐敗によって生み出されると考えてよい。すなわち、食べ物から、自分でつくっているわけだ。たとえば、カゼのウィルスとか、ガン・ウィルス、肝炎ウィルスなども、体の外から侵入したものではなくて、すべて自分の腸の中で、自家生産したものである。自分が腸内で腐敗をおこすような食物をとり、病的な微生物を発生・繁殖させ、その結果として、自分が勝手に病氣にかかっている……というのが、発病の真相なのである。

病変組織に、病的バクテリアやウィルスが発見されることもあるが、それは腸内から吸収されていったものか、あるいは、そこで自然発生したものである。

病変組織が崩壊するときに、体細胞がバクテリアやウィルスに姿を変えることもあるのだ。死体にウジが湧くことは誰もが知っていよう。別段、ハエがとまって卵を生みつけたわけでもなくて、自然にそういう現象があらわれるのだ。まさしく〝湧く〟のである。自然発生するのだ。病原体が体外から侵入し、それが組織に巣喰ったために発病するというわけでは、全くないのである。外から侵入することによって病氣を引きおこす病原体などというものは存在しない。すべては自家生産なのである。

## 慢性病の実体は炎症

腸内の腐敗によって自家生産された腐敗産物やウィルスは、腸壁から吸収されて、血液中に入る。つまり、血中の酸毒物質として、血流にのって全身の組織をめぐっていく。

全身をめぐっていく酸毒物質は、いずれかの組織に漂着する。そこで、その組織に異常刺激を与えることになる。その結果、組織には、異常刺激への反応として炎症と呼ばれる現象が発生する。これが、慢性病なのだ。慢性病には各種のものがある。そして、作用する酸毒物質の量的割合や組合せは、人さまざまだ。それに、発生する病的ウィルスの性状も違っている。となれば当然、それらによって与えられる異常刺激の質も異なる。一方、異常刺激を受ける側の組織の感受性も、人によってまちまち。

それゆえ、同じく酸毒物質の異常刺激によって引きおこされる炎症ではあっても、さまざまに異なったタイプのものになるはずである。一般の病理学では、炎症の種類を滲出炎、変性炎、増殖炎、アレルギー炎などと、いろいろに分類しているが、そのようにいろいろな姿をみせるものなのだ。けれども、そんな表面的な違いに引きずられてしまうと、本質を見失ってしまうから要注意。本質はすべて同じなのだ。酸毒物質の異常刺激によって生み出された炎症である、という根本的な成り立ちは、あらゆる慢性病に共通しているのである。

さらに、また、一般に炎症と呼ばれているものだけが炎症なのではなくて、組織におこる慢性的病変の実体は、すべて炎症である。難病の代表であるガンを含む腫瘍も、例外ではない。腫瘍も炎症の一種なのだ。強いてその違いをいえば、腫瘍は、異常刺激の質がより複合的であり、加えて炎症の慢性化がより進んだものといえよう。血中の酸毒物質がより総合的で、しかもそれが与える異常刺激がより持続的になると、組織は対抗上、特殊なオデキをつくりやすくなるわけである。

このような慢性病のカラクリがわかれば、慢性病を治すことは少しも難しくない。腸で腐敗がおこらないようにすればよい。そういう食べ物を選択して摂るようにすればいいのである。

## 〝お肉〟でなくて〝ふ（腐）肉〟

慢性病がおこるカラクリはたった1つしかなく、それは腸内の腐敗である。

慢性病にかかっている人は、腸内で腐敗しやすい食物を常食している人である。また、現代日本にさまざまなタチの悪い慢性病が増大してきているのも、腸内での腐敗食物と食物中の公害物質、食品添加物、その他各種の化学薬剤のせいである。

腸内で一番腐敗をおこしやすい食物は、肉類だ。〝腐〟という字の中に「肉」という字が入っているのも、そのためだ。もともと腐という字は、五臓六腑の「腑」から生まれたものである。腑というのは、内部が空洞になっている器官をさす言葉である。その代表は、腸だ。胃も、小腸も、大腸もみんな腑だ。それに対して、内部に細胞がギッシリつまっている器官を「臓」という。肝臓や腎臓などはその名前からもわかるように臓なのである。その臓腑のうちの「腑」の中に、「肉」がつまったものが、つまり〝腐〟というわけだ。実際にそういう現象がみられることが、東洋では昔から経験的にわかっていたので、腐るという字が生み出されてきたのである。

まさしくそのとおりであることが、現代の生理学によっても裏づけられているのだ。腸内で腐敗現象がおこって、アミンやアンモニア、フェノール、硫化水素、インドールなどの腐敗産物が生み出され、おまけに病的ウィルス（毒素）までもが発生することが明らかにされている。この腐敗現象をなによりもおこしやすいのが肉類であり、それも肉の中のアミノ酸が元凶になっているのである。

これは実に重大な事柄だ。であるのに、一般には、肉―アミノ酸―腐敗―慢性病というようにつなげて警告を発する医学者や栄養学者はほとんどいない。肉類は体にとって必須不可欠の蛋白源であり、最高のスタミナ食品と思いこんでいたり、あるいは今までそういい続けてきた手前もあって、その辺をアイマイにしてしまっているのである。腸内で腐敗をおこす食物――つまり腸内細菌の性状を狂わせて、腐敗菌を異常繁殖させる食物――はいろいろあるけれども、その筆頭は間違いなく肉類だ。ガンをはじめ、心筋梗塞、肝硬変、腎臓病などの慢性病、およびアレルギーや便秘その他の半健康を引きおこす一番大きな因子となっているのが、肉類なのである。

もちろん、牛乳や卵も食肉と同系統の食物であるが、新陳代謝による酸毒物質が少ない（かヌはゼロ）である分だけ罪は軽い、といってよいだろう。

## 6　間違いだらけの現代栄養学

### 栄養効果は千差万別

現代日本人の食事の避けるべき動物性食品は、肉と牛乳と卵である。いずれも大変な欠陥食品だが、とりわけ、肉食は一般には大いに摂るべしと奨励されている食物であるだけに、そこから生まれる弊害はいっそう大きくなっている。

肉食奨励がおこなわれるようになったそもそもの原因は、現代栄養学の基本的考え方に決定的な誤りがあるためだ。それは、食品中心主義になってしまっていることだ。栄養学というものは、本来、食物がわれわれの体の中に入ってどう処理されていくか？　といった食物運命学でなければならない。つまり、あくまでも人間の生理を土台にして、食物と体とのかかわり合いを追究していくべきものだ。

ところが、現代栄養学はまるっきりそのようになっていない。人間の生理など全く無視してしまっている。食品を分析して、そこに含まれている蛋白質やビタミンが、人体のそれになっていくと、単純に思いこんでいる。現代栄養学は、栄養学とは名ばかりの人間不在の栄養学で、その実体は、単なる食品分析学にすぎない。これでは、健康問題の処理に役立つわけなどないのである。

食品の成分が、そのままわれわれの体における栄養効果になっていくものでないことなど、常識的に考えてもわかろう。同じ1枚のステーキでも、それを食べて力モリモリといった感じになる人もいれば（実は錯覚にすぎないのだが）、のどを通すのがやっとで数時間のちにひどい腹痛や下痢をおこす人もいる。また、同じ人でも、玄米おむすび1個で、全身の活力をよびおこされるときもあれば、何となく胃袋にもたれるように感じたりする（体調がくずれていたり、心配事があったりしたとき）こともある。

栄養効果というものは、人それぞれに違う。また同じ人でも体のコンディションによって違う。全く、千差万別のものなのである。それというのも、栄養効果というものは、食物と体とが接触した時点ではじめて生み出されるものだからだ。しかも、それは体にあらわれる変化であるから、そのときどきの体の生理的状況によって強く左右されるものなのである。

本物の栄養学とは、本来、食物生理学でなければならないのである。

## カロリー計算は必要ない

一般の栄養学の知識にはいろいろな間違いがあるが、それはすべて現代栄養学が人間不在の栄養学であり、食品分析学的機械論になっているところから生まれてきているものである。

カロリー計算で、正しい食事が整えられると錯覚されているのも、その1つだ。現代栄養学は、食品成分がそのまま体の栄養効果になると考えているわけで、それは栄養効果というものを、単純な「足し算」としてとらえているということである。そこから、カロリー計算なる発想が生まれる。たとえば、ごはんにホウレン草とニンジンの油炒めを添えて食べるとすると、ごはん、ホウレン草、ニンジン、油それぞれの食品分析値がプラスされると考えているのだ。

しかし、そんな機械的にはいかないということは先にいったとおりだ。その理由をより具体的にいうと、食べる人の精神状態も違えば、噛む回数も違う。消化液の分泌具合も違えば、いろいろな消化液の活性度も人それぞれだし、時と場合によっても違う。つまり、受け入れ側の生理の状態が千差万別なのだから、同じ栄養効果になろう筈はない。

その生理の違いにおいて、一番重要な役割を果たしているのは、腸内細菌である。

腸内細菌は、タチのよいものは食物中には含まれない有効成分も合成するのに、タチの悪いものではせっかく食物中に含まれている有効成分を破壊してしまう、というように、栄養価値を逆転するほどの力をもっているものである。その腸内細菌の性状が、これまた1人ひとりみんな違っているのである。

だから、栄養効果というものは、単純な足し算発想では、計れない。

第一、食品自体も、タマネギならタマネギといった同じ種類のものであっても、その生育条件によって、成分組成は大きく異なっているはずだ。実際、土壌の質によって、ビタミンCのほとんど含まれないホウレン草もあったりするのである。カロリー計算などは、全く無意味なのである。

## 食物はガソリンではない

栄養効果を簡単な足し算で考えるということは、食物と体との関係を全く機械的にとらえる、ということである。つまり、〝食物〟を、クルマにとっての〝ガソリン〟と同じ次元でとらえているのである。

この考え方でいくと、栄養効果を高くするためには、ちょうどクルマにハイオクタン価のガソリンを用いるように、栄養分析の数値がより高いものを、できるだけ多く摂ることがよいということになってしまう。

食物として補給したものが、イコール栄養効果だということになれば、どうしてもそうならざるを得ない。たとえば、蛋白質のタップリ含まれている肉類や、カルシウム含量の多い牛乳が推奨されたりしているわけだが、実際のところは、それらの食品でさまざまな慢性病が引きおこされているのが現実なのだ。

このことからもわかるように、この考え方は根本的に誤っている。食物は、ガソリンではない。食物が血になり、その血が体になっていっていることが間違いのない事実なのだから、食物と体はイコールである。すなわち、食は命そのものなのである。食物と体を切り離して考えるのは、西洋論理だ。

また、三大栄養素といった考え方も、やはり西洋論理の産物である。三大栄養素とは、炭水化物、蛋白質、脂肪をさしていっているものだが、実はこれら三者は、本質的には同じ生命物質が、置かれた状況の違いによって異なった様態を示すもの。その最も特徴的な三態が炭水化物、蛋白質、脂肪だ、というにすぎない。

具体的にいうと、生命活動が最も高まった状態のものが蛋白質である。つまり、これがわれわれの体だ。まだ生命活動をあらわすまでに至らない、いわば前蛋白状態が炭水化物である。ということは、体の素材である食物は「原則として炭水化物であるべきだ」ということだ。これは、きわめて大事な原理である。

さらに、脂肪というのは、生命活動が一休みしている状態である。だから、われわれの体にも備蓄組織として脂肪が存在するのであるし、生命を次の世に伝える種子には脂肪がタップリ含まれている。これら脂肪は、必要に応じてどんどん蛋白質に転換されて利用されていくのである。

これが生命物質の本流なのである。このようにすべては連続しており、すべては移行形なのだから、分断して考えると、物事の本質を見失ってしまうことになる。

## 消化は分解でなく、組立作業

食物を、クルマにとってのガソリンと見なすところから、いろいろな間違った発想が生まれる。たとえば、体の組成に見合った高蛋白の食事が必要だとか、消費カロリーに見合ったカロリーを補給しなければならないとかいった具合に。だが実はこれは、われわれの体が営んでいる消化という働きを全く見そこなった考え方だといえる。

まさしく、今の栄養学では（生理学、医学も同じだが）、消化という働きを正しく理解していない。

栄養学とは、もともとは食物運命学であるべきで、そこでは、食物の処理に決定的な作用を及ぼす消化機能は、最も重要な問題になるはずのものである。よりによって、その点がまったくないがしろにされているのだから、今の栄養学が土台、健康づくりに役立たないものになっているのも当然の話なのだ。現代栄養学では、消化作用を「分解・吸収作用」と考えている。食物がより細かく分解されていって、栄養素であるアミノ酸やブドウ糖、脂肪酸、ビタミンなどとして吸収されていく、と考えている。けれどもそれは、試験管の中で、食物に消化酵素を作用させたらそういう変化が認められた、という話にすぎない。

生きているわれわれの体では、全く違っている。われわれの消化管内で実際におこなわれている消化作用の実態は、基礎生理学面から、臨床医学面から、さまざまな考察や実験をおこなうことによってはじめてわかる。しかも、それは正しい生命観をもってあたることも絶対の必要条件である。

で、明らかになったことは、食物は消化されることによって、その食物自体が、赤血球になり、さらに体細胞に変わっていく、という事実だ。つまり、食物（炭水化物＝前蛋白質）が合成されるのが消化作用なのだ。消化というのは、分解ではなくて、組立作業なのである。

# 7　造血のカラクリ

## 血液で生かされている体

われわれ人間の食生活というのは、実に複雑である。そのさまざまに錯綜している要素全体に、誤りなく対処してくためには、食生活の根底にあるカラクリを正しく理解しておかなければならない。

それは一言でいうと、「食物は、われわれの体の中でどう処理されているか」ということである。この点をしっかりと把握しておれば、自分の体にとって何がよい食べ物で何が悪い食べ物なのかを、自分自身で正しく判断できる。それも、自由に応用をきかせることができるので、あれは食べてはダメ、これもダメ式の教条主義的な従来のいわゆる食養法とは違って、大らかに楽しみつつ健康づくりができるようになる。そこから、健康に対する絶対の自信が生まれるし、事実、必ず真の健康体になれるものである。

われわれの体は体細胞の集合体であるが、それら体細胞のすべては、血液によって養われている。全身くまなく血管がはりめぐらされているのはそのためである。

実は、血液は単に体細胞を「養っている」だけではなくて、もっとはるかに驚異的な役割を果たしていることが、新しい血液生理学によって明らかになっているのだが、今、一般に教えられている知識だけからいっても、血液というものの重要さはわかるはずだ。もし、血液の質が悪くなれば、当然、それに養われている体細胞の質も悪くなって、いろいろなトラブル（病氣）がおこってくる結果になるからだ。

その血液の質ということを問題にするとなると、その血液という特異な動く組織の素性を知らなければならない。つまり、血液はどこで造られているか、ということである。

なお、血液中の問題を考えるにあたって、まず頭に入れておいてもらいたいことは、血液と呼ばれる組織の主役である赤血球という細胞は、けっきょくは血液そのものだと考えてよろしい、ということだ。これは新しい血液生理学における大前提である。

## 消化イコール造血

血液（赤血球）は、実は、腸壁である「小腸粘膜」の中でこしらえられているのである。

厳密にいうと、腸の壁は、一番内側で食物と接触する「粘膜」から、その外側へと「粘膜下層」、「筋層」そして「漿膜」というように、性質の異なった組織が幾重にも重なっている。そのうちの粘膜が、造血機能において、きわめてダイナミックな働きをみせるのである。

小腸粘膜にはたくさんの突起がある。内側に向かって、ちょうど絨たんのケバのような突起がたくさんはえている。そこから、この突起をもった小腸粘膜を、組織学の専門用語では「小腸絨毛組織」と呼んでいる。小腸粘膜がそのような絨毛組織になっているのは、それが造血という作業にとって必須不可欠の形態だからである。

現代生理学では、腸壁の内側が絨毛組織になっているのは腸壁の表面積を大きくして、食物との接触面をより広くするためだ、と説明している。これは、食物というものは単に分解されて小さくなり（蛋白質がアミノ酸に分解される……というように）、吸収されていくものだ、と全く機械的にとらえているところから出た発想である。

加えて、血液が小腸でできることなど全く考えに入っていないための発想なのである。それもそのはずで、現代の生理学・医学では、血は骨髄で造られると錯覚されているからだ。

しかし、食物の消化・吸収というものは、そんな機械的で単純なものではない。また、血は間違いなく小腸で造られているのである。

小腸というのは、食物を消化する場所であることは、間違いない。そして、血が、他ならぬその同じ小腸でこしらえられていることも、またまぎれもない事実なのである。

ということは、どういうことかというと、消化作用とは、実は造血作用に他ならないのだ。1つの現象も、別の角度からみると、別の機能としてみえるにすぎない、という話なのである。これなら、消化という作業が、機械的で単純なものであるはずのないことは誰にだってわかろう。実際、そのとおりであって、真の消化作用あるいは真の造血作用は、まさしく生物学的で複合的な現象なのである。すなわち、「食物という物質」を「血球という生命体」へと質的に転換させる働きなのだ。これが消化というものの本質なのであって、それがそのまま造血という働きの実体なのである。

## 小腸粘膜はアミーバー

血液が造られる場は小腸である、となぜ断定できるのかというと、さまざまな実験・観察によって確認されているからである。

そのうちでも最大のキメ手となったのは、私どもが実験研究によって、腸壁にのみ、「赤血球の母親の細胞」がたくさん存在することを確認したことである。

われわれの体内で小腸壁の絨毛組織にのみ、特殊な大型の細胞が存在することは、先輩の研究者たちの何人もがすでに認めていることであった。が、それこそが赤血球を生み出す母親の細胞「赤血球母細胞」に他ならないことを、私どもは綿密・周到な実験・研究によって確認したのであった。

つまり、次のような一連の現象をとらえることに、私どもは成功したのである。

口から摂り入れた食物は消化液の作用や腸の蠕動の働きかけなどによってドロドロの状態になる。そのドロドロ状の食物は、小腸の絨毛の表面にベッタリとはりつくが、時間がたつにつれて、その食物は次第に絨毛組織の内部にまるごととりこまれていく。そして、食物は、絨毛組織内で本格的な消化作用を受けると、その結果として、赤血球母細胞が現れてくる。この赤血球母細胞は文字どおり赤血球の母親の細胞で、細胞内に数十個の赤血球を妊娠のように内包する。その赤ん坊である赤血球は、小腸絨毛中軸毛細血管に接着し、血管壁に穴を開けて、母親（赤血球母細胞）のおなかの中から放出される。新生の赤血球として、血管内に放出されるのだ。こうして、赤血球は血流にのって全身をめぐっていくようになるのである。

食物が分解され吸収されるのではなくて、食物は小腸粘膜内にとりこまれたのち、消化されるのである。すなわち、組織内消化がおこなわれるわけである。

なぜ、こんなことが可能かというと、実は、小腸絨毛組織はアミーバー様の組織だからである。小腸絨毛組織そのものが、単なる物質的で受動的な膜ではなくて、それ自体が特有な働きをもった生きた膜なのだ。

この点も、私どもは実験的な裏づけをとりつけている。ウサギを断食させ餓死させたあとで解剖し顕微鏡観察してみると、腸粘膜の奥深いところに、〝木の切れ端〟や〝ウサギ自身の体毛〟が入りこんでいるのだ。空腹のあまり、ウサギは飼育用の木箱や自分の毛をむしりとって食べるのである。それが絨毛組織にとりこまれたのだ。絨毛組織が分子状の小さい物質しか通さない性質のものだったら、そんな大きいものが侵入するはずがないのである。

## 造血のプロセス

絨毛組織は、確かに生きている。食物を、自らの組織にとりこんで、消化し、その結果として、赤血球を生み出しているのだ。

しかし、さらに厳密にいうと、小腸絨毛組織という組織は、もっと驚くべき動きをしているのである。つまり、食物を赤血球につくり変える「単なる場所」になっているのではなくて、食物が赤血球に変身する間の過程そのもの、「中間体」そのものなのである。

食物は、まず小腸絨毛上皮細胞に変わり、その小腸絨毛上皮細胞が赤血球母細胞に変わっていっているのだ。

生命現象に、飛躍はあり得ないのだ。すべてが1つの流れに有機的に連なっているのである。つまり、食物が、小腸絨毛上皮細胞になり、次いで赤血球母細胞になり、さらに赤血球になっていく……というように「食物の変化」として一元的にとらえられる事柄なのである。

そこで、もう1度、消化作用、すなわち造血作用のプロセスを、順を追ってまとめると、次のようになる。

①まず、食物は消化液の作用で、ドロドロの状態になる。

②そのドロドロ状の食物が、小腸絨毛組織の表面をおおいつくす。

ところで、このドロドロ状の半消化状食物が、レペシンスカヤのいう「生きている物質」であり、ヘッケルのいう「モネラ」なのである。ただし、「生きている物質」あるいは「モネラ」は、単にドロドロ状になっただけのものではなくて、実は〝わずかだが生命を持ちかけている状態〟なのである。

消化は、食物という物質が赤血球という生命体に転換する働きであって、生命現象に飛躍はあり得ないわけだから、それは一定のプロセスを踏んだなめらかな変化・発展劇のはずだ。それならば、食物が「生きた物質」「モネラ」といった段階に変化したとしたら、その内容は一歩、生命体に近づいた姿のものになっているはずであろう。

③モネラは絨毛組織内にとりこまれると、そこで本格的な消化作用を受け、完全にその場の細胞質に同化してしまう。つまり、モネラが絨毛上皮細胞そのものに変化・発展してしまうのである。すなわち、新しい絨毛上皮細胞が誕生するのだ。

④絨毛組織に新しい細胞が誕生するということは、それまでその場を占めていた古い細胞が、その座をゆずったわけだ。で、その古い細胞はどうしたかというと、奥のほうへ押しやられながら、赤血球母細胞に変わっていくのである。

⑤そうして出現した赤血球母細胞は、数十個の赤血球をはらんでいて、やがてその赤血球たちを、血管内に送り出す。こういうプロセスで、血液（赤血球）は、つくり出されているのであ

る。

現代医学の定説である骨髄造血説——赤血球が骨髄で造られているとする考え方——は、完全な間違いなのである。

# 第3章

# 自然医食の実際

# 1　自然食と自然医食の分かれ道

私どもの行っている健康運動をそれと混同してもらっては困るということで、私どもが提唱しているのは、〝真の健康体をつくるための食事〟である点をはっきりさせるために、「自然医食」という言葉を用いている。

もうけ主義の〝健康商売〟と、真の健康体づくりをめざす〝健康運動〟との違いを見分けるための踏み絵になるのは、「日常食に対する考え方」である。

健康商売のほうは、自分のところで製造・発売あるいは取扱いの商品をどんどん使いさえすれば、病氣も治り健康になるということを強調する。さまざまなカムフラージュを行う場合もあるが、本音はそこにある。

健康食品だけで、ましてやその質がいいかげんなものでは、期待する薬効など現れるはずもなく、そうなれば、自然に売れなくなってしまう。で、健康商売人たちはそれなりの健康知識をとり入れて、玄米食をするといいとか、肉食はなるべく少なくするのがいいとか指導したりする。だから、素人の人はうっかりするとゴマ化されてしまう。だが、最終目的は商品を売ってもうけることにあるから、食事指導はどこかうわの空で、断片的知識の寄せ集めだから筋が通っていない。自然医学の勉強をしたことのある人なら「随分といい加減なことを、よくも恥ずかしげもなくいい散らしているな」と、すぐにわかる筈のものだ。

健康運動においても、それが食事健康法であるから、当然さまざまな食品を扱うわけで、それらはいまの世の習いで値段がつけられて売買されることになる。もともと食物イコール生命なのだから、食物は売買されるべきものではないのだが、現実問題として致し方ないことだ。だが、最終目的は、それで金をもうけることではなくて、「すべての人々を真の健康体にしたい」という志にある。

健康体であることの喜びというものを、しみじみと噛みしめたことがあるだろうか。自然のめぐみによって生かされているのだなあ、という思いが湧き出てきて、すべての物事に感謝したくなるものだ。そんな感動を核としてもっておれば、現実のセチガライ世の中をたとえ満身創痍で生きていくにしても、脳みそと肉体はベストに近い状態で働くから、人それぞれにみごとな人生の軌跡が描ける、と私は信じている。

また、実際に、同じような考え方をもった人々が、健康運動の支え手になって活躍している。われわれの生活状況は、今後かなり厳しいものになっていくはずだ。真面目に生きてさえおれば、いつかは報われる、といった消極的で静的な考え方はそのまま敗北主義になってしまいかねないほど、変動が激しい世の中だ。正しい基準をもち、強い意志でよりよい道を選択していくことがますます大事な世の中になってこよう。健康体を保持したいのだったら、そのための方法を確実に選択し、実践しなければならない。そのキメ手が、食事によって浄血をはかること。それも、その核になるのは、「ごはんとおかず」という言葉でいいあらわされる日常の食事なのである。

健康の原理に基づいた食事法でなければ、真の健康体にはなれない。せっかくの努力や貴重な時間をムダにしないよう、賢く頭を働かせて、自然医食を実践していただきたい。

## 自然治癒力こそ健康の源

慢性病が起こる直接的原因は、血が汚れることにある。その血の汚れの起こる最大のルートが白米・肉食→腸内の腐敗で、それに、ストレスとか、公害物質の侵入とか、運動不足とかいうようなもろもろの生活条件が影響を及ぼしているわけである。

ではなぜ組織に炎症が引き起こされるのかという点をさらに追及していくと、重大因子として、酵素の阻害が起こっていることがわかる。酵素にはいろいろな性格のものがあるが、とくに慢性病との関連ということで問題となるのは、呼吸酵素の阻害とカタラーゼの阻害だ。これによって細胞機能は根底からつきくずされるようになるので、発ガンも起こりやすくなる。だが、その2つの酵素阻害ということだけで、慢性病発生のすべてを説明し尽くすことはできない。もっと根源にある絶対的因子を問題にしていかなければならない。「自然治癒力の減弱」がそれだ。すべての慢性病は、自然治癒力の減弱が直接的な決定因子となって発生しているのである。
ということは逆に、自然治癒力の増強をはかることが、慢性病を根治する決定的処置となる。「病氣を治すのは、医者や薬ではなくて、自分自身の体に備わっている自然治癒力である」と、私どもがつねづね強調しているのも、それゆえである。

では、その自然治癒力とは何か？　それに関してすぐれた研究をしているのは、ピレマーという学者である。ピレマーは、自然治癒力の実体としてプロパージン（非特異的生体防衛酵素）系を血液中から発見した。なお、そのプロパージンを活性化する因子としてとくに重要なのは、マグネシウムイオンと銅イオンだ。これらは、葉緑素や小魚貝類に多く含まれている。

また、アンドレ・ボーザンという学者は、ミネラル・バランスのくずれ、とりわけマグネシウムの欠乏が自然治癒力を減退させる決定的因子であることを、ダイナミックな研究に基づいて指摘している。

このすぐれた2つの研究成果と、私どもが提唱している革新血液理論――食事改善によって整腸・浄血をはかるべし、という主張を総合して考えると、自然治癒力（プロパージン系）を高めるためには、人間本来の食性に合致しており、腸の機能を整え、総合的にミネラル補給ができる内容をもった日常食を摂ることが不可欠だ、という結論となる。

未精白雑穀、自然栽培の野菜、野草、海藻、発酵食品、小魚貝類といったわれわれの体にとっての「有益な食品」を、「健康の原理」にしたがって組立てた自然医食が〝ベストの食事〟

ということである。

「有益な食品」を「健康の原理」にしたがって、といったが、この2つの事柄はけっきょく1つのことなのだ。われわれの体にとって何が大事な食物なのかということは、健康の原理をしっかり把握しておかなければわかるはずのないものだ。より自然な食物だから体にいい……などとは単純にはいえないのである。そういうアヤフヤな考え方をしているから、汚染されていない自然牛乳（実際には、いまの日本ではそんな牛乳があるはずはないが）なら有益だとか、有機農法の野菜を利用していさえすればいい、といったような誤った考え方、あるいは片手落ちの考え方に流されていってしまうことも起こりがちなのだ。逆に、健康の原理を正しく把握しておれば、何をどう食べるべきかは自ずから明らかになってくるわけである。理論をしっかり勉強しておかなければならない、と私どもが強調しているのもそのためなのである。

## 2 「三白の害」からの脱出

### 白い食物が体を蝕む

世は、食品公害の時代である。一般の食料品店には、多種多様な加工食品が、370種以上の食品添加物を含んで、飾りたてられ並べられている。われわれは、それが健康上有害であることを知らずに、買いあさり、また実際に食べているわけだ。

加工食品に含まれている食品添加物は、われわれの健康に対して有益でないばかりか、いろいろな種類の病氣の原因にさえなっていることが、一般にも氣づかれ始め、このごろでは、その糾弾のホコサキが鋭くなってきた。それは、大変けっこうなことだ。

だが、現代日本人の健康を阻害している食物は、この食品添加物でタップリ汚染された加工食品ばかりではない。ほかにもある。いま述べた加工食品の数々を、かりに「五色の害」と称するなら、「三白の害」ともいうべきものがあるのだ。

現代日本人の食生活の中には、はなはだ好ましくない「白い食物」が3つある。それは、白米（白パン）、白砂糖、化学調味料だ。これらによって、われわれの健康は、どれほど被害を受けて来たことか？　頭脳明晰にして強健な日本民族に立ち戻らせるためには、まず、この「三白の害」を遠ざけることから、改善を始めていかねばならない。

## 三白の害　①白米

第二次世界大戦の緒戦において、フィリピンのイギリス兵3万5千人は、日本軍に無条件降伏をした。この捕虜3万5千人は、シンガポールの収容所に収容されること3年半、やがて日本の敗戦となって解放された。だが、これらの捕虜の大部分は、精神・神経機能に異常を起こしていたり、その他の病氣にかかっているのも少なくなかった。

この現実を重大視したイギリス政府は、これを捕虜虐待の結果とみなして、日本政府に対し厳重な抗議を申し入れた。しかし、日本政府では、

「シンガポールの捕虜収容所は、最も恵まれた条件のもとにあった。白米や砂糖の配給は、当時の日本人よりもむしろ多かったくらいだ……」

と主張して譲らなかった。実際そうであったのだ。

そこで、イギリス政府は、医学者や栄養学者を含む大調査団を組織し、これをシンガポールに派遣して、実地検証に当たらせた。そして、日本人には考えられないような5年という長年月を費やし、捕虜のイギリス兵にあてがわれた食事が、人体（とくにイギリス人）の健康に対して「どんな影響を与えるものか？」が、細かに調査された。

その結果、現代日本人がほとんど忘れかけていた「白米の害」が、はっきり浮き彫りにされたのである。その要点を、次に列記しておこう。
①判断力を低下させる
②排他的で、利己的になる
③脚氣症状を現す
④心臓・血管系に障害を現す
この話は、故林 髞《たかし》 教授が、『リーダーズ・ダイジェスト』誌に紹介したものである。とも

あれ、白米と白砂糖を中心とした食事によって、改めてテストされたイギリス兵たちは、一様に、いま述べた各症状を現し始めたのである。これらの諸症状は、よくよく考えてみると、このごろの日本人に共通する一大特徴でもある。ということは、わが悲しむべき国民性が、実は、白米と白砂糖に由来することを物語っているわけだ。

いま箇条書きした4点は、確かに現代日本人の特質を裏書している。

一億総白痴化の傾向をたどっている……といわれる現在、政治、社会、生命科学の諸問題において、この「判断力の悪さ」によって、問題を混乱させていることが余りにも多い。たとえば、栄養問題に限定していえば、一般社会通念となっている「主食を減らせ！」とか「良質の蛋白質をたっぷりとれ！」というような考え方も、判断力の悪さからきている。これらの点については、あとで触れるが、とにかく、現代栄養学が、われわれ日本人のサイズに合わぬ「舶来栄養学」を、何の疑いもたずに後生大事に振りかざしていること自体、低判断のなせるわざ……といわねばなるまい。

現代日本人の食生活の柱が、三白の害（白米、白砂糖、化学調味料）と、動物性蛋白（肉、牛乳、卵）などの「低判断促進食」で成り立っていることは、全く由々しき問題なのである。

また、現代日本人の島国根性も、世界に冠たる特質の1つだ。そもそもねたみやそねみは、心理学の立場からいっても「精神および思考の老化現象」なのであって、学問の世界においても、頭をおさえたり、足を引っ張ったりするのは、日常茶飯事である。まして、他の世界においては、推して知るべしである。

元来、日本人は、もっと豪放磊落《らいらく》、そして頭脳明晰な民族であった。それは、わが民族が、北方からの頭脳的ウラルアルタイ族と、南方からの楽天的なインドネシアン族との融合民族だからであろう。ともあれ、何代か前のわれわれの先人は、大変すぐれた特質をもっていた。17世紀のクラッセの『日本西教史』にも、「日本人は、身体長大にして精神活発なり。飢渇寒暑に屈せず、勤務に倦《う》まず、その他すべての困苦に耐え忍ぶ美質あり」と紹介されている。現代日本人とは、まさに隔世、異質の感あり……というところ。

そのころの日本人は、ほとんど全く肉・牛乳・卵を口にせず、玄米・菜食を中心に、自然の恵みの中で生きていたのである。とにかく、「判断力の低下」「排他的・利己的」は、白米病の精神症状にほかならぬ。あるいは、こういうシロモノを、毎日、三度三度、平氣で食べ続けている無神経さ、そのこと自体、もうすでに白米病の前駆症状……というべきかも知れない。

## バランス最高の玄米食

ところで、最近、私がショックを受けたできごとがある。ある健康・自然食団体の発会式でのことだ。さる高名な栄養学者が祝辞を述べたのはよいが、問題は、その話の内容である。

「米は、すべからく白米にして食べるべし。消化が悪く、そしてまずい玄米を、あえて食べる必要はない。玄米のほうが、白米よりも自然食であることは間違いないが、栄養学的にみると、白米にビタミンBを加えれば、それでよい。〝自然食がよいから〟といって、なにも玄米を食べる必要はないのだ」

いやはや、全く、開いた口がふさがらぬ「判断力の低下ぶり」である。これが、わが国有数の大学の栄養学教授のご挨拶であった。そのとき、現代日本人の総白痴化傾向は、このような栄養学者の指導のもとに、一般の食生活が方向づけられているということ、それこそがほんとうの原因なのだ、と改めて痛感させられた次第である。

理論的に考えても、また私どものささやかな実験によってもそうであるが、たとえどんな成分を白米にプラスしても、玄米の効果には遠く及ばない。玄米が、胚乳（白米）と胚芽からできているからといって、両者を別々にとっても、玄米の効果は得られないのと同じである。それは、玄米という生命体を、白米と胚芽とに分割した瞬間より、両者は、相補的な関係を失い、単なる「物質」として徐々に変質し始めるからである。

ところで、栄養として吸収された炭水化物、とくにデンプン質は、体内で燃焼する際、どうしてもビタミン$B_1$が必要である。ビタミン$B_1$は、胚芽がもっている無数の栄養成分の1つであるから、胚芽のない白米の摂取は、いわば「B足らん」の状態となる。そのために、燃焼しきれない白米のデンプン質が体内に停滞し、①倦怠、②疲労、③肩こり、④手足のしびれ、などを起こす。

次いで、このような生理の狂いが橋頭保《きょうとうほ》となって、⑤いろいろな慢性病への道をたどることになるのだ。また、最近、交通事故が頻発するようになった原因の1つは、白米食による「B足らん」が、⑥脳や反射神経の働きを鈍らせるからだ、と唱える学者もいる。一考に値する見解、というべきだろう。

## 三白の害 ②白砂糖

「この地上には、砂糖を含む植物がたくさんある。砂糖キビ、砂糖ダイコン、果物などがそれ。それらは、自然が、われわれに与えてくれたものではないか？　その自然物である砂糖が、なぜ、われわれの身体に有害なのか？」という質問の手紙を、よくいただく。その疑問から答えていくことにしよう。

まず、はっきりさせておかねばならぬ点は、精製された白砂糖が、果たして自然物といえるかどうか、である。

なるほど、植物体内に存在する糖分は自然なものだ。しかし、白砂糖を作るためには、その植物体からの甘いしぼり汁に、石灰や亜硫酸ガス、およびアンモニアなどの化学薬品を添加したり、煮詰めたり、さらに漂白したり……という加工を施して、精製してゆく。その工程は、十数の過程に及ぶ。それゆえ、出来上がった砂糖の結晶には、これらの化学薬品、とくに亜硫酸が、痕跡程度ながらも残存している、というわけだ。

植物体内の糖はむろん自然態であるが、それを抽出し、精製してこしらえた白砂糖は、決して自然物とはいえない。その証拠に、この白砂糖には、もはやジアスターゼなどの酵素も、ビタミンB群も、そしてミネラルも含まれてはいない。自然態の糖は、常にこれらの活性有機物質と共存しているものであるが……。

とにかく、植物は、みずからの知恵によって、数々の活性物質群を、巧妙に融合統一せしめている。生命体においては、糖も、蛋白も、ビタミンも、それらが単独に、独立して存在することはないのである。

だから、こういうふうにたとえてもよい。もし、植物体内にある自然な糖分を、われわれの健康な身体にたとえるならば、白砂糖は、筋肉や内臓をすっかり取り除いたガイ骨みたいなもの……といえよう。それは、ただ単に「甘みを与える成分の骨組み」にしか過ぎない。むろん、反自然的な死物である。

## 白砂糖はカロリー源になり得るか?

世に、「砂糖はカロリー源であり、すぐ疲れをいやすもの」というはなはだ甘い考えもある。相当な学識経験者の中にもそう思い込んでいる人が少なくない。夏の暑い日など、角砂糖をコップの水に溶かしこんだ冷たい砂糖水を、うまそうに飲み干したりするのを見かける。しかし、この考えには、額面通りには受け取れぬ問題が、取り残されているのだ。

「糖がカロリー源になる」ということは、否定できない。しかし、それは「自然な形の糖」

が体内に取り入れられた場合の話であって、白砂糖が、このエネルギー代謝のサイクルの中にそっくり入り込めるものかどうかは疑問である。おそらく、白砂糖は、これとは別の取り扱いを受け、処理されるものと思われる。なぜなら、白砂糖は不自然な死物であり、体内の自然な生活細胞にとって、それはあくまでも異物でしかないからである。

したがって、白砂糖は、体細胞に無理な反応を呼びおこさせしめることはあっても、いわゆるエネルギー代謝を自然に回転せしめ、エネルギー源になるというようなことは、常識的にも考えにくい話なのだ。

一歩譲って、この白砂糖を、生理的なエネルギー源と見なされているブドウ糖と同じ位置にすえたとしても、このブドウ糖が筋肉労作に役立つのは間接的な話なのである。一般に、糖は燃焼して、すぐエネルギーになり、直接、細胞活動のエネルギー源になるかのように思われているが、それは間違いだ。

たとえば、筋収縮という仕事に関与するエネルギー代謝の歯車を考えると、一次的には〔ATP⇅ADP＋燐酸〕の歯車。次に、この第一次の歯車を動かすための二次的な〔クレアチン燐酸⇅クレアチン＋燐酸〕の歯車。そして、この第二の歯車を動かすための第三次的な〔ブドウ糖⇅炭酸ガス＋水〕の歯車が必要である。それゆえ、糖は、筋肉活動を起こさせるエネルギー代謝の歯車においては、第一、第二の歯車を回転させるための第三の歯車の位置に置かれているに過ぎない。

したがって、白砂糖や甘いものに、疲れを治す速効性があるとは、とうてい考えられない。もし、そのような効果があるとすれば、それは、多分、精神的な影響によるものであろう。「甘いものは疲れをとる」という潜在意識がある場合、砂糖水は条件反射的に疲労回復の疑似効果を現すに違いない。もし白砂糖が生理的に無害ならば、それでもよろしかろう。だが、この白い悪魔は、われわれの健康に対して、なかなかのシロモノであることを忘れてはならない。

## 白砂糖は灰盗なり

先日、海の向こうの週刊誌に目を通していたら、こんな記事が目にとまった。

「アメリカ東北部のニューイングランド諸州では、楓《かえで》の樹皮をはぎ、したたり落ちる糖液を煮詰め、〝メープル・シュガー（楓糖《かえでとう》）〟を作る。だが、このごろは、この砂糖楓からとれる砂糖分が少なくなった。農薬や化学肥料などの影響を受けて、土壌の質が悪くなり、楓が病氣にかかりはじめたからだ。そのために、この植物の体内に蓄えられるはずの砂糖分は、土壌中に流出してしまう。いわば、砂糖楓の糖尿病である……」

糖尿病にかかるのは、なにもヒトとカバに限られた話なのではない。植物だって、農薬や化学肥料によって糖尿病にかかる。自然から日一日と遠ざかりゆく現代の人間社会においては、動物も植物も、すべてが病み始めている。動物も植物も、生命体である限り、それは自然の産物であり、自然そのものである。だから、不自然で人為（人工）的な生活環境において、生命のからくりが弱っていくのは、まことに自然な道理なのだ。不自然こそ、生命と健康の敵であることを、しっかり認識してほしい。

それはともかく、この楓からつくるメープル・シュガーのほかに、赤道直下の熱帯地方では、棕櫚《しゅろ》の液汁を煮詰めて砂糖をこしらえている。サトウキビの液汁を煮詰めても、同じような砂糖が得られる。正確にいえば、いずれも「黒糖」であって、われわれが使用している「白糖」よりはるかに好ましいものだ。

この黒糖には、ビタミンB群が豊富に含まれていて、いわゆる「白砂糖の害」を消すのに役立っている。それ以上に大事なことは、この黒糖には、われわれの健康上不可欠なミネラルのすべてが、たっぷり含まれている点である。とくに、鉄分やカルシウムは多い。したがって、黒糖は、ミネラルのすぐれた供給源でもある。しかし、白砂糖にしてしまうと、その働きは、全く逆になってしまう。われわれの体内のミネラル、とくに鉄分やカルシウム分を奪い去るのに役立つだけだ。だから、ドイツのブラオフレ博士もいった。「白砂糖は灰盗《かいとう》なり」。灰盗とは「カルシウムのどろぼう」という意味である。

## 三白の害　③化学調味料

もうだいぶ下火になったが、ひところこの国には「グルタミン酸ソーダは頭脳を強化する」という伝説がひろまっていた。各家庭では、化学調味料がセッセと消費され、お蔭でメーカーの売り上げは、ピンとはね上がった。

当時、私どもは、細々ながらも、すでに自然食運動を始めていたので、いろいろな機会をとらえては、「このような根拠のないPRにのってはならない！」と、自然食の仲間たちに呼びかけてきた。いや、むしろ「有害な影響すら、充分に考えられる」といって警告を発してきた。だから、われわれの仲間は、そのようなPRにまどわされることなく、コンブ、カツオブシ、シイタケなどから「自然なうま味」を引き出す方法を選んできたのである。

やがて、大勢は、グルタミン酸ソーダに「頭の働きをよくする効果」を期待しなくなった。さっぱり効かないことが、わかったからである。しかし、依然として、それは使われている。ある程度のうま味を出すのに、大変便利だからであろう。しかし、この食生活上の習慣が、われわれの健康に対して、果たしてどんな影響を及ぼすものであるかという点について、どうやら反省をすべき時期がきたようである。

1908年、池田菊苗博士が、コンブのうま味成分として、はじめてグルタミン酸ソーダの結晶化に成功し、化学調味料時代の幕をあけた。最初は、このグルタミン酸ソーダも、オオムギ、コムギの蛋白質を加水分解してこしらえられたが、やがて脱脂大豆が使われるようになった。しかし、この植物性の蛋白質から製造する方法は、どうしてもコスト高になってしまうので、現在、その方法は用いられていない。

現在行われている製造法は〝発酵法〟であるが、問題はその原料である。穀物の蛋白質どころか、アセチレンを原料にした合成酢酸をつかっているのである。その前は、石油系の化学物質であるアクリルニトリルを原料として、化学的に〝合成〟されていた時期もある。石油合成法ではその工程で発ガン性のタール物質が含まれるため、さすがにその製造は中止された。むろん、これらの化学調味料にも、ちゃんとした規格があって、「99%以上がグルタミン酸ソーダであること」、あるいは「砒素《ひそ》は含まない」というような条件に合格したものばかりである。だが、これは、一応の基準であって、これにパスした製品だから、健康上安全なものということにはならない。

以上の三白に、動物性蛋白（肉類）が加わると、現代日本人の平均的食生活になるわけである。だがこの平均的食生活それ自身、健康には大変悪く、血液を酸毒化し、体質を低下させ、頭脳を弱め、いやおうなく病氣に追い込むための条件となっているのだから恐ろしいのである。白米にしろ、白砂糖にしろ、化学調味料にしろ、健康上、好ましくないものが、今日、一般家庭のすみずみまで浸透してしまった。そして、これらは、全く無批判に愛用されているのだから、わが国の医療費が、年々、ウナギのぼりになるのも、当然至極の話であろう。ウィルスやバクテリアだけが、病氣の原因なのではない。むしろ、問題なのは、毎日、台所やお膳の上に用意される「白い悪魔」であり、「加工された美食」である。それが、三度、三度、用意されることこそ、数々の病氣の本当の原因なのだ。このような悪いものを食べ続けていても、若い間は、体が無理をして調整してくれるので、外見的には健康である場合も少なくない。しかし、年をとると、このごまかしがきかなくなり、その弊害がたちどころに表面化して、ガックリきてしまうのである。

## 3　玄米菜食のすすめ

### 玄米・菜食にもルールがある

世界全体としてみると、今は「肉食は見直すべきだ」という傾向になってきている。とくに医学界、栄養学界の先端をいっている学者たちは、はっきりと肉食否定論を打ち出している。また、アメリカは政府の方針として、肉食をひかえ、穀物食をより多く摂るようにすべしという考え方に、大きく方向転換をはかっていることは、「マクガバン・レポート」（1977年、アメリカ上院栄養問題特別委員会が作成した5千ページに及ぶ厖大なレポート）で発表されたとおりである。現代栄養学はいまだに蛋白偏重論を唱えているが、現実に目をやれば、肉食が好ましくないことは、歴然となっているである。

加えて、日本の自然食運動は、われわれがその中に自然医学理論をもちこんで先導してきたために、慢性病対策として人々に認識されてきているけれども、そこでとくに強調してきたことの1つは、肉食有害論であった。

そのようないろいろな条件が作用をしあって、食事による健康管理をまじめに考える人たちの多くが、「肉食は有害である」ことをはっきりと理解するようになってきている。これは大変に喜ばしい現象だ。

けれども、残念ながら、自然医学の基本的な理論を知らない人が多い。断片的な情報や、いろいろな間違いが混入している情報を、さらに自分勝手な解釈を加えて実行しているために、せっかく肉食離れをしながら、間違いだらけの食事をしている人も少なくない。菜食をしながら、病氣と縁が切れないという人は、たいてい次のケースにあてはまっているはずだ。

- 白米や白パンを主食にしている
- 発酵食品の摂り方が少ない
- 塩分不足になっている

このうち、どれか1つでもあてはまる場合は、決して真の健康体にはなれない。

確かに肉食は造病食品の代表であり、百害あって一利なしのものだから、キッパリとやめてしまう必要がある。とくに、現にいま、何らかの病氣になっている人は、必ず肉食がその最大の原因なのだから、その病氣の進行に歯止めをかける上で、肉食をやめることが何よりも重要である。また、健康増進をはかって健康長寿を得たいという人も、健康失墜を招く最大の因子である肉食を断つことは、絶対必要条件である。

だが、そのことは、本来摂るべきでないものをやめるだけの話だから、健康対策としては消極策だ。本当の健康作戦は、実は、その先にある。すなわち、真の健康体になるためには、体にとって必要な食物を必要なだけ摂る必要がある。われわれは食物によって生かされているのだから、健康に生かしてもらえる内容をもった食事をしっかり摂らなければならない。

## バランス食のキメ手は主食

肉食をやめ、菜食に切り替えることが、健康になるための絶対条件である。けれども、菜食でありさえすればいいというわけではない。たとえば菜食に切り替えたとしても、主食が正しく摂られていなければ、いろいろな障害が起こる。

菜食の摂り方のルールのうちで、最も大事なことは、主食を完全な姿にすること。だから、この点が欠けていては、菜食の効果も最低線を低迷することになってしまう。

主食とは文字どおり、〝主として食べるもの〟であるが、日本人の伝統的な食事でいうと、「ごはん」と「おかず」の、その〝ごはん〟がそれ。当然、量的にも、副食より多い。少なくとも、副食より少なくなってしまったら、主食とはいえなくなる。

いずれにしても、穀物を主食にすることが必要なのである。なぜなら、穀物は理想的なバランス食品だからだ。人間の生理機能全体を健全に働かせるのに必要な基礎的栄養成分——炭水化物、粗蛋白、粗脂肪、ビタミン類、ミネラル類、酵素、微量元素を、総合的に含んでいるという点で、穀物の右に出る食品はない。穀物それ自体が、われわれの健康にとって最高のバランス食品なので、この穀物を主食にとっておれば、自然に栄養のバランスがとれ、体質の中庸化がはかれる。

実はこれは、当然至極の話なのだ。われわれ人間はもともと穀菜食性の動物で、穀物に最も適応するように、体の構造が出来上がっている。

現代栄養学は、一種類の食品ばかりを量的に多く摂るのは偏食であって、栄養のバランスをくずすことになるからいけない、などという。主食は極力少なくし、おかず中心の食事にするように勧めているけれども、これは完全な間違いだ。そんなやり方をすれば、逆効果で、必ず健康は損なわれてしまう。

穀物中心食にすることが、何よりも大事なことだ。ただし、穀物は、未精白のものでなければならない。

# 4　自然医食で体質改善

## 健康は体質改善から

現代人は、さまざまな文明病に悩まされている。文明病とは、「不自然病」といいかえてもよかろう。いま人類は、自らつくりだした機械文明の甘美な勝利に酔いしれつつ、自滅への道を歩み始めているかにみえる。つまり、現代文明がものすごい勢いで変革させてゆく生活環境の変貌に、オットリした人体生理が追いついてゆけない、ということである。この両者の落差は、今日拡がってゆく一方である。

「自然に帰れ――!」これが唯一の解決策である。といっても、すでに文明生活の洗礼を受け、それなしには生きられなくなっている現代人が、原始社会に回帰できるはずがない。折りを見つけて大自然に里帰りをし、大自然の一分子として生きていることの自覚と幸福を呼び覚ますことが必要なのである。

とくに重要なことは、体内生理の自然性をとりもどすこと。それが「体質を改善する」ことの本義でもある。そして、それは、われわれの生理に合った食生活、すなわち玄米・菜食をすることによって可能となる。全身の体細胞は、血液によって養われているため、血液の質がそのまま体細胞の質（体質）になるが、玄米・菜食は腸に不要な負担をかけず、質のしっかりした血液をつくるからである。

## 人間の体質には陰と陽がある

確実な栄養効果を得るためには、われわれの体の生理そのものを土台にすえた上で、食物の取り扱いを考えていかなければならない。

そういう意味で、まずまっ先に考えるべき重要な事柄は、生理機能全体のバランスをとること、である。それが、本当の意味での、栄養のバランスをとるということだ。それは、いいかえると、体質を中庸《ちゅうよう》に保つということだ。

現代西洋医学では、この体質といった視点がまったく欠けていて、食品分析値をつき合わせることで栄養のバランスがとれると錯覚している。そのため、1日に蛋白質はどれだけ、ビタミンが何㎎必要……といった食品分析値主義となり、その結果、肉と野菜のバランスが必要などとマトはずれのことをいい出す始末になっている。

そうではなくて、ズバリ体質を問題にしていけばいい。厳密にいえば、体質というものは、1人ひとりみんな違っている。けれども、人間を全体としてながめてみると、いろいろな面で相対的な違いをみせる2つのパターンに分けられるのである。そのパターンの呼び方は、マイナスとプラスでも、寒と温でも何でもいいわけだが、より総合的で内容を把握するのに都合がいいということで、昔から東洋哲学においては「陰《いん》・陽《よう》」という言葉が用いられている。

われわれの体質は、陰性体質か陽性体質かのいずれかなのである。陰性、陽性どちらであっても、それへのかたよりが強くなるほど健康失墜の度は大きくなる。逆に、陰・陽の中間である中庸が完全な健康体で、それに近づいていくほど望ましい健康状態になる。だから、体質の中庸化をはかっていく必要があるわけだ。

いうまでもなく、われわれの体質は、大自然の産物である。この自然界を大きなスケールで見渡してみると、明と暗があり、寒冷と温暖があり、短いものと長いものがあるというように、どの局面も相対する2要素（陰と陽）から構成されている。それらが複雑に入り組み、総合されて、人間の体質の陰・陽を生み出しているわけだが、直接的に最も大きな因果関係をもっているのは、食物における陰・陽である。それゆえ、食物の摂り方を正すことによって、われわれの体質の中庸化をはかることができるのである。

## 陰性体質は要注意

体質には陽性体質と陰性体質とがある。その陰性と陽性の違いは、あくまでも相対的なものである。簡単にいうと、

●陽性体質は、どちらかというと活性度の高い体質。基礎体温は高く、血が濃く、性格的にも

血の氣が多く、行動も積極的。いわば男性的体質といえる。

●陰性体質は、活性度が低い体質。基礎体温は低く、血が薄く、性格はおとなしく、行動も控えめ。いわば女性的体質といえる。

健康体であるためには、このどちらにもかたよらない中庸の状態にある必要がある。ただ、厳密にいうと、理想の中庸状態といっても、男と女では、少しズレがある。生物学的な違いや社会的役割の違いから、男性はやや陽性寄りに、女性はやや陰性寄りに位置しているのである。

いずれにしても、体質は中庸であるのが理想だ。

ところが、現代人の体質は総体的に陰性化してきている。病氣になるということは、体質のバランスがくずれることで、陰・陽どちらにかたよりすぎても病氣になる。昔は、どちらかというと、陽性へのかたよりが強くなって発病するケースが主流だったのに、現代は逆なのだ。陰性病がほとんどになっている。ガンをはじめ、腎臓病、糖尿病、肝臓病などの慢性病は、場合によっては成人病とか文明病とか呼ばれるが、いずれも陰性病だ。体質が陰性にかたよりすぎたことによって引き起こされている病氣である。

それゆえ、陰性体質の人は要注意。陰性体質になると、なぜ慢性病になりやすいかというと、一言でいうと、基礎体力が減退した上に、新陳代謝が鈍くなるためである。そこに血液中の酸毒物質が作用するから、組織に変性や萎縮などの退行現象が起こる。慢性病というのは、慢性退行性疾患なのだ。

それに対して、昔多かった陽性病とは、急性熱性疾患である。これは、基礎体力もあり、新陳代謝はむしろ必要以上に高進しているところへ、血中の酸毒物質が作用するから、高熱や激痛などの激しい症状が生じる。

また、酸毒物質の作用のしかたも、昔と今とでは違っている。昔は、ごくまれに、あるいはごく一部の人が食べすぎとか食中毒とかを起こしたのだが、現在は、ほとんどの人が常時、血を汚す造病食品を飽食しているのである。

だから昔の人は、ごく少数の人が発病し、そのうちダメになるのはコロリと参ってしまうが、急場を切りぬけた人は速やかに元の健康体に復帰した。けれども現代人は、大半が半健康、持病もちのままダラダラと生き延びているのである。

## 陽性化をはかる知恵

慢性病になるのは、体質が陰性化しているためである。

だから、慢性病を根治するためには、体質の陽性化をはからなければならない。ということは、慢性病を予防するためには、体質が陰性化しないように注意する必要がある、ということでもある。

体質を陽性化するためには、体質を陰性化する食物を極力避けて、体質を陽性化してくれる食物を積極的に摂ればよろしい。この食物の陰・陽も、体質の場合と同様あくまでも相対的なものであるが、原則として次のようにいえる。

●陰性食品—葉菜類、果物類、水、砂糖

●陽性食品—根菜、穀物、木の実、塩

ところが、一般には、体質を中庸に保つことの大切さが教えられていないので、まったく逆のことが行われているケースも少なくない。青汁療法に、その典型がみられる。青汁は体質の陰性化作用が著しいから、陰性体質の人が常用していると、体質はいよいよ陰性化してしまうのである。

そうなると、自分の体質は陰性、陽性のどちらであるか、また病的な陰性体質になっている場合は、どういうやり方が自分にとってより効果的な体質陽性化の処置なのかを知らなければならないというように、さらに一歩進めた判断が必要になってくるわけだ。こういう問題を1つひとつ解決していくのが、自然医学のおもしろさでもある。ぜひ、いっそう深い勉強を行ってほしい。

## 5　正しい食事パターンとは

### 自然医食のポイント

自然医学の「健康の原理」から考えると、慢性病を治すために行うべき事柄はおのずから明らかになる。そのうち、とくに重要なポイントは、次の4点だ。

①病因食を遠ざける
②食事パターンを正す
③食を正すことを第一義とする
④自然治癒力増強食品を補足する

まず、慢性病という悪い状況が、現在以上に進まないようにすることが大事だ。腸内の腐敗、血液の汚染にストップをかけなければならない。何をさておいても、腸内の腐敗を引き起こしている病因食をやめることが先決。

次に、健康な体をつくるために必要な食物をしっかり摂る。それも、食事のベースとなっている基本的な食物の質と摂り方を正しい姿にすることが大事なのである。枝葉末節的なことにとらわれないで、中核的な事柄をバッチリとおさえることが大切。これは、あらゆる物事に共通の原理だ。

物事には、重要度の違いがあることも、また、普遍的な原理だ。最も重要度の高いものに最大限の注意をはらって、それをより望ましい姿のものにしておけば、あとの事柄は、そのときどきで臨機応変に処理していけばよい。

食生活も例外ではない。正しい主食をちゃんと摂っておれば、副食は、一定のワク内なら自由でよろしい。この原理を守れば、大らかに食事健康法が実行できる。一般にはこれと逆のことが行われているから、眉間にタテじわをつくり、食事のことだけでキリキリ舞いするほどに忙しい思いをしているが、肝腎な効果のほどはサッパリ……という結果になってしまっている。こういう誤ったやり方からは、早く抜け出なければならない。

そして、病氣の根治・予防をいっそう効率よく、スピーディに行うために、いくつかの特殊薬効食品――健康補強食品と薬草茶を、賢く活用する必要がある。

この場合はとくに、製品の質をシッカリと吟味すること、体質に合った製品を選ぶことが、とても大事な要素なので、指導者（自然医食を勉強している医師やフードコンサルタントなど）のアドバイスを受けることが望ましい。だが、主にどんな食品があって、どんな作用をもつものかといった基本的な事柄は、1人ひとりがしっかりと理解しておく必要がある。

## 病因食を遠ざけよ

第一のポイントである病因食を遠ざけるということは、言い換えると、腸内で腐敗を起こす有害な食物を極力避けるということである。たとえば、次のような食品がそれだ。

- 精白食品＝白米、白パン、精白小麦粉製品（ラーメン、うどん、スパゲッティ、ピザ、スナック菓子など）
- 動蛋食品＝肉、牛乳、卵、およびこれらの加工品（ハム、チーズなど）
- 化学調味料類＝化学調味料、だしの素など
- 白砂糖食品＝白砂糖、チョコレート、アイスクリーム、ケーキ類、市販の総菜類
- 食品添加物入り加工食品＝かまぼこ・はんぺん類、保存料入りの味噌や醤油、その他の食品、人工色素で色づけしたタラコやタクアンなど
- 動物性脂肪＝バター、ラード
- 油の酸化が心配な食品＝市販の天ぷら、フライ類、ポテトチップス、その他揚げ菓子類
- 大魚の部分食＝サシミ、切り身

これらすべて、腸内で腐敗を起こしやすい慢性病の原因食だ。

このうちでも、とくに腐敗性が強いから、それとはっきり意識して避けるようにしなければいけないのは、精白食品と動蛋食品である。

なぜこれらが特別に強い腐敗性をもつのかということは、本質論から考えるとよくわかろう。

- 生物としての人間は自然の産物である
- われわれ人間はもともと穀菜食動物である

精白などという不自然な加工を施した食物が、生命を養うのに適当でないことは、前述したとおりだ。精白食品というのは、われわれが生きていく上での大前提である鉄則を踏みはずしてしまっているシロモノなのだ。添加物が加えられていたりするわけではないので、さして罪のない食品と思われがちだが、実際は大違いだ。精白して堅い外皮を取り除いたから消化がよくなる、などとあたかも価値が増大したかのようにいうのは言語道断である。

また、そのことと裏腹の関係にあることだが、穀菜食性の生き物である人間が、その本来の食性に合致しない動物性蛋白食品を摂れば、これまた重大な支障が生じるのは当り前の話といえよう。

現代人の食生活は実に多様化しており、いろいろな食品が入り組んで1つの料理や製品がつくられているから、良い食物と悪い食物を簡単に区別しにくい。自然医学の原理をしっかりと学んで、臨機応変に応用をきかせていく以外に方法はない。が、次の事ははっきりと割り切ってもよい。食物の主体が、精白食品か動蛋食品になっていたら、そこにどんな有益な食品が加えられていても、それはダメな食物である、と。

## 食事パターンを正せ

けっきょく、枝葉末節にとらわれないで、まず食生活の基本的骨組を正すことが大事なのである。食事パターンを本来あるべき姿にすることが先決なのだ。

食事パターンが、われわれの生理機能の方向性を決定してしまうので、食事パターンが正しければ、多少有害な食品を合わせ摂っても、あるいは、ときには精白食（精白食品主体の食事）や肉食（動蛋食品主体の食事）を行っても、大勢には影響はない。有害食品を摂れば、そのときどきの体調に応じて、いろいろな症状が出たりはする。たとえば、下痢を起こしたり、歯ぐきがゆるんだり、といった具合に。けれども、それらは一時的反応に過ぎないから、また、平常どおりの正しい食事パターンにもどれば、自然に姿を消していく。

正しい食事パターンとは、穀菜食である。人間本来の食性に合致した基本食を摂ることだ。一言でいうと玄米・菜食にすればよろしい。

玄米・菜食とは、玄米を中心とした未精白穀物を主食とし、野菜を主体とした副食を摂ることである。

一般にいま、現代日本人が行っている食事のパターンは、白米・肉食である。つまり白米や白パン（ラーメンやうどんなど精白粉製品も同類）を主食にしている。そして、副食の中心は肉類だ。「野菜類もいろいろ摂っている」と反論が出るかも知れないが、もともとはいっさい必要でない肉類がかなりな量で摂られているということは、その意味の重さからいって、肉類中心の副食といえる。

玄米・菜食と白米・肉食では、まったく180度違っている。現代日本人に、いろいろな慢性病が発生しているのも当然の話といえよう。

## 自然医食の基本メニュー

われわれが守るべき正しい食事のパターンは穀菜食、すなわち玄米・菜食である。このうちでもとりわけ重要なのが、正しい主食を摂るということだ。
主食として摂るべきものは、先ほどもいったように、玄米を主体とした未精白穀物である。玄米および、キビ、アワ、ムギ（丸麦）、ソバ、ハトムギ、ヒエなどだ。玄米以外の穀物はひっくるめて雑穀と呼ばれているものだが、これら雑穀類は米（玄米）よりも野性味が強く、また、それぞれが異なった組成で粗蛋白やミネラル、微量元素、酵素、特殊薬効成分などを豊富に含んでいる。
それゆえ、玄米に、なるべく多くの種類の雑穀を加えて用いるほうが、質的にすぐれた主食になる。それに、アズキとダイズを加えると、さらに一段と主食の質は向上し、ほぼ完全な姿の主食になる
ただし、あくまでも、玄米を主体にすることを忘れてはならない。われわれの体の栄養的バランスをとる上で、玄米が最もすぐれた食品だからだ。したがって、主食は、玄米を主体（5

割以上）にして、なるべく多種類の雑穀類を加えるのが望ましい。原則としては、次の事柄を目安にするとよい。

- 慢性病の治療食としては、４～５割の雑穀を加える。それも、毎食ごとに、各種雑穀をすべて加えることが望ましい。少なくとも、キビ、アワ、アズキ、クロマメ、ハトムギは加えるようにしたい。
- 保健強壮食としては、２割ぐらいの雑穀を加えるとよい。毎食多種類の雑穀類を加えてもよいし、好みによって日替わりにしてアズキとハトムギの日、キビを加える日、クロマメご飯の日……、というように１週間ぐらいで一巡するようにしてもかまわない。

以上に述べたような正しい主食が摂られておれば、副食の摂り方は、あまり神経質に考えなくてよい。

次のポイントを守って、おいしい料理を工夫したい。

- 根菜、葉菜、海藻、発酵食品、小魚貝を摂る。
- 副食の量が多くなりすぎないように注意。
- 根菜は皮つきのまま用いる。
- 葉菜は、季節のものを摂る。とくに青菜類をしっかり摂る。
- ねぎ類は、穀物成分の代謝にとくに大事なビタミン$B_1$を多く含むうえに、その活性度を大いに高める作用をもっているから、積極的に摂りたい。ねぎ、玉ねぎ、わけぎ、あさつき、エシャロットなど。

- 自然で正規の製法によってこしらえられた本物の製品を用いること。たとえば、加工工程を不自然に短縮した味噌ではなく、1年半2年と熟成期間をおいたものにする、といった具合に。
- ソースやマヨネーズ、各種のドレッシング、だしの素（化学調味料入り）など素材が複合的で加工度の高い調味料類は極力ひかえる。醤油、植物油、自然酒、自然塩といった基本的で素材的にシンプルな調味料を駆使して、アキがこず、滋味の深い、愛情が息づいている味を、自分で創り出そう。

## 補強食品と薬草茶を補う

慢性病は、誤った食生活により血液が汚れることによって引き起こされるものだから、玄米・菜食の正しい食事パターンに則った基本的な食生活を行うことが、第一義的に重要である。だが、すでに慢性病を患っている人、とくに現代医学による医療を長年受けてきたり、売薬を用いたりして、無用な化学薬剤を大量に体の中に入れてきた人では、いっそう強力に自然治癒力を増強する食品を補足することが不可欠である。すなわち、体質や病状に応じた何種類かの補強食品や薬草茶が必要なのである。

何度も繰り返して言っているように、血の汚れがすべての慢性病の元凶である。より具体的

| 必需要素 | 正しい食事パターン |
| --- | --- |
| 主　　食 | 玄米、アワ、キビ、ハトムギ、アズキ、クロマメ。未精白穀物は栄養のバランスをとる上で最も重要な食物。<br>基礎体力をしっかりつけ、バイタリティーを高める上でも不可欠。 |
| 副　　食 | 根菜、葉菜、海藻、発酵食品、小魚貝類。<br>ビタミン、ミネラルを補給し、体質の柔軟性を保ち、変動の激しい外界への適応性を高める。 |
| 間　　食 | 松の実、クルミなどのナッツ類。季節の果物、健康菓子。<br>アルコールの友、スポーツの友、歓談の潤滑油として、臨機応変に利用することで、生理機能の振幅を広げ、生命活動を活性化する。 |
| 補強食品 | 胚芽、葉緑素、酵素、高麗人参、ローヤルゼリーなど。<br>抗公害、抗ストレスに偉力をあらわす。<br>自然治癒力を増強し、ガン・慢性病の根治を促す。 |
| 薬草茶 | クコ茶、ドクダミ茶、オオバコ茶、消去方（消ガン茶）など。<br>組織に停滞している老廃産物や毒素を引き出して排泄する。<br>血液をきれいにし、慢性病体質の改善を促す。 |

にいうと、肉食性腐敗産物や各種の代謝物質、化学薬剤、食品添加物、公害物質などが、体内に蓄積しているのだ。

これらを排泄して、血をきれいにしなくては慢性病は治らない。その体外排出をより効果的に促進してくれるのが、補強食品と薬草茶だ。

なお、自然医食療法では、基本原理と基本的処置は確定しているから、今後も不変である。〝永遠なる健康の原理〟と呼ばれるゆえんだ。が、ディテールについては、大いに研究開発の余地はあるから、今後より効果的な食品の組み合わせ方や、より強力な補強食品などがどんどん発見されてくるはずである。

# 6　健康補強食品の正しい摂り方

### 自然療能を高める健康補強食品

東洋には昔から「食は血となり血は肉となる」という云い方がある。食物の重要性を強調したたとえと解されているが、新しい血液生理学の考え方に従えば、文字通り、食は血になり血は肉になる。われわれの身体は、皮膚も、筋肉も、内臓も、骨もすべて血液（血球）の分化したものであるが、その血液は食物を素材としてつくられるからである。

血液の素材となる食物の質が悪ければ、当然、体質も悪くなり、慢性病にかかりやすくなる。逆に、食物の選択が正しければよい体質となり、病氣にかかることもない。これが、「食は血となり血は肉となる」ことの真の意味である。従って健康を培うには、何よりも毎日の食事が大事である。肉、卵、牛乳などの動物食品や白米、白パンなどの精白食品、白砂糖、化学塩などの精製食品、それに添加物の多い食品をさけ、未精白の穀物、野菜、海藻、小魚貝類、発酵食品を摂ることが健康づくりの基本である。実際、世界の長寿郷といわれる旧ソ連のコーカサス、パキスタンのフンザ、南米エクアドルのビルカバンバや、最近特に注目されている中国の新疆ウイグル自治区の長寿者たちは、このような食事を厳格に守っている。お国柄の違いはあっても、これが百歳長寿のための条件なのだ。

もちろん、わが日本においても穀・菜食の食事が健康長寿の必要条件であることに変わりはない。しかしながら、わが国においては、それだけでは不充分である。自然環境や社会環境が悪化しているために、毎日の食事だけでは健康保持に必要な栄養分を充足することは困難だからである。

われわれの食卓に供される食物は、穀物にしろ、野菜にしろ、世界的な長寿者たちの食べるものにくらべると著しく生命力が低い。ビニールハウスで促成栽培された野菜は、見てくれはりっぱだが、地中の養分を充分吸収するだけの時間がないから、ビタミンやミネラルも少ない。

たとえば、冬のハウス栽培のトマトは、夏の完熟したトマトにくらべると、ビタミンCの含有量が5分の1しかないといわれている。それに、われわれの農業は、化学肥料に頼っているから、土壌も極めて貧弱である。従って、野菜に限らず、穀物も果物も品質が低下している。

流通経路の複雑さも食品の品質低下に拍車をかけている。われわれの社会では分業が徹底しているから、自分の食糧をすべて自分で生産する人はごく限られている。野菜も果物も、ほとんどの場合、生産地から複雑な流通経路を経て、八百屋にとどき、しかも、何日も店頭においておかれるから、この間に多くの栄養分や生命力が失われてしまう。

食品の品質低下のほかに、大氣や水質の汚染、食品添加物の大幅な使用なども栄養不足の原因となる。われわれの身体には公害物質を体外に排除する機能があるが、公害物質が多くなると、肝臓や腎臓などの解毒器官が酷使され、そのために余計な栄養分が消費されるからだ。

ストレスも問題である。長寿郷においては、社会生活で精神的な緊張を生み出すことは少ないが、われわれの社会においてはむしろ、ストレスを経験しないことの方が難しい。ストレスの解消は、精神的な状況を変えることが基本であるが、栄養も少なからず関係している。

われわれの身体は大変都合よくできていて、ストレスに対処する防衛機構も備えている。副腎皮質がその中枢である。副腎皮質の機能が弱いとストレスに弱くなり、逆にこの機能が強ければ、ある程度、ストレスを緩和することもできる。今日のわれわれの社会のように、ストレスが多いと、それに対処するために、副腎皮質も酷使され、ここでも余分にビタミン・ミネラル酵素などが消費されることになる。

以上のような理由から、われわれは正しい食事を摂っていても、たえず栄養不足の状態におかれている。従って正しい食事とともに、栄養価の高い食品（健康補強食品）を摂る必要があるわけだ。このような食品（健康補強食品）を摂ることにより、全身の生理的な機能が活性化され、自然療能が強化される。

## 栄養のバランス回復と特殊有効成分の効用

健康補強食品にはいろいろなタイプがあるが、ビタミンやミネラルのような微量栄養素、不飽和脂肪酸、必須アミノ酸等を豊富に含み、栄養のアンバランス是正に役立つものと、五大栄養素ではないが、血液の浄化や生理機能の活性化を促す特殊な有効成分を多く含むものとに大別できよう。

胚芽や植物油、ビタミンやミネラル補強食品などは、栄養のアンバランス是正を目的とするものと考えてよいし、高麗人参、「酵素」、サルノコシカケ類、葉緑素食品は、サポニンや酵母菌、ポリサッカロイド、葉緑素などの特殊有効成分を期待して摂取されるものである。

もちろん、先のタイプの食品の中にも、いろいろな特殊有効成分が含まれているし、高麗人参やサルノコシカケ類にもビタミンやミネラルが多く含まれているから、厳密な区分はできない。どちらに比重をおくかの違いである。ちなみに葉緑素食品のスピルリナやクロレラは、ビタミンやミネラル、蛋白質などの栄養素を豊富に含んでいるから、どちらのタイプともいい難い。

一口に健康補強食品といっても千差万別で、なにを摂ればよいのか迷うほどである。要は自分の体質をよく知り、それに適した製品を選ぶことであるが、現代人の体質や食事の傾向、環境条件等を考えると、三大健康補強食品と呼ばれている「酵素」、「胚芽」、「葉緑素」が最も重要であり、健康保持、体質改善、慢性病の食事療法においてもこれが基本となる。

「酵素」は腸内細菌のバランスを正して、虚弱体質や慢性病の原因となる血液の酸毒化を防止し、「胚芽」は人体に必要なほとんどの栄養素を含んでいるから、栄養のアンバランス是正、基礎体力の強化に役立つ。「葉緑素」には造血、浄血機能の促進や炎症をしずめ、胃腸の機能を整えるなど多彩な作用がある。

三大健康補強食品のほか、高麗人参、サルノコシカケ類、アマチャヅル、エゾウコギ、梅、プルーン、玄米酢、卵油、ローヤルゼリー、ハチミツ、ビタミンやミネラル補強食品、植物油などがよく用いられており、成分や生理的な作用についてもある程度解明されている。

健康補強食品は、健康保持に欠かせないものであるが薬ではない。正真正銘の食物である。健康補強食品を利用する場合には、このことをよく理解しておかなければならない。

薬と健康補強食品では、まず生理的な作用が異なる。薬は服用すると、即効的に、激しく作用するが、健康補強食品は食物であるから、消化の過程を経て、おだやかに作用する。また、薬は人体にとって異物であり、副作用の心配があるから、用法、用量について厳しい管理がなされている。しかし、健康補強食品は食物として、われわれの身体に同化されるものであるから、少々摂り過ぎても副作用の心配はない。

効果の点からいえば、薬は細菌性の病氣に対しては、即効的に効く。しかし、病原体のない慢性病に対しては、対症療法の役にしか立たない。一方健康補強食品は即効性はないが、体細胞の素材となり、あるいは血液の汚れをとり、身体の諸機能を活性化する作用があるから、常用していると自然療能の強化、慢性病の自然治癒に役立つ。

このように健康補強食品は、作用も、効果も薬とは全く違うものであるから、当然、用い方も異なる。薬は副作用の恐れがあるので、所期の目的をおえたら、服用を中止しなければならないが、健康補強食品はむしろ、常用することに意義がある。病氣が自然治癒しても、よい体質を保持するためには継続することが望ましい。

薬は普通、食事に関係なく用いられるが、健康補強食品は、正しい食事に併用することが原則である。むろん、それだけ摂ってもそれなりの効果はあるが、肝心の食事が間違っていると、いくらよい健康補強食品を摂っても、根本的な体質改善は難しい。慢性病を治そうとする場合には、とくに、日常の食事を正すことが大事である。未精白の穀物を主食に野菜、海草、小魚介類の食事をきちんと実行しなければならない。

健康補強食品の効果は個人差が大きいから、自分の体質に合うものを選ばなければならない。

評判がよいからといって、やみくもに用いても、効果のない場合が多い。自分の体質の欠陥、食事の欠点を知り、それを補うような食品を選ばなければならない。慢性病療法の目的で用いるのであれば、食事療法に理解のある医師の指導を受けることが望ましい。

健康補強食品は食物であって薬ではないから、効果があらわれるまで時間がかかる。よい製品でも数ヶ月経たなければ結果が出ない場合が多い。根氣よく、欠かさずに続けることが、健康補強食品の上手な用い方である。

## 健康のカギを握る腸内細菌

腸内細菌の研究は、医学の中でも比較的新しい分野であるが、最近、自然医学の浄血理論を支持する重要な発見が相次いでなされている。

われわれの腸の中には100種以上、数にして100兆以上ものバクテリアが生息しているといわれる。これらの多くは無益、無害であるが、中には宿主の恩を仇で返す悪玉菌もいるし、ビタミンを合成したり、悪玉菌の活動を抑え込む有益な菌も生息している。また、普段は毒にも薬にもならないのに、宿主の健康状態が悪くなると、とたんに悪玉菌に加担する日和見的な菌もいる。

われわれの健康は、これらのバクテリアの勢力関係によって大きな影響を受ける。善玉菌が優勢であれば健康でいられるが、悪玉菌がはびこると、ビタミンが破壊され、あるいは腸内でいろいろな腐敗現象を生じ、そこでつくりだされる有害物質や毒素によって、病氣にかかりやすくなる。

たとえば、動物食品が腐敗すると、アミン、アンモニア、フェノール、硫化水素、インドール、スカトールといった有害物質が生じる。アミンは、食品添加物に含まれる亜硝酸塩といっしょになって、ニトロソアミンという強い発ガン物質に変わることが知られているし、フェノールやインドールについても、動物実験によって発ガン性が確認されている。これらの有害物質は、腸壁から吸収されて血液を汚し、全身を循環しながら、組織の弱いところに炎症をおこす。これがガンや諸々の慢性病の発生のメカニズムである。

従って、われわれが健康を保持するためには、なによりも善玉菌の活動を促し、悪玉菌の繁殖を抑制することが肝心である。代表的な善玉菌は、乳酸菌の一種であるビフィズス菌だ。ビフィズス菌が優勢になると糖分が分解され、さかんに乳酸がつくられて腸の中が酸性に保たれる。ビタミン$B_1$を破壊するアノイリナーゼ菌やウェルシュ菌などの腐敗菌は、すべて、酸に弱いので、腸内の酸度が高いと活動できなくなる。

ビフィズス菌は乳児期に最も多く、成長するに従って次第に減少し、老齢に達すると非常に少なくなる。だから、腸内細菌に占めるビフィズス菌の割合は、人間の生命力のバロメーターともいえる。ちなみに、百歳長寿者の腸内細菌を調べてみると、ビフィズス菌の減少は比較的少ない。

このような結果に基づいて、健康長寿のためには、乳酸菌飲料を大量に摂ってそれを腸内に定住させればよいという学者も出てきた。しかし、その後の研究で、乳酸菌をガブ飲みしても、その菌は腸内に定住できないことが分かってきた。腸内細菌の種類は、生後間もなくの間に決まってしまい、以後、善玉菌であろうと悪玉菌であろうと、外から入ってきた菌は、腸内で繁殖することはできないという考えもある。ただし、腸内の環境を変えることによって、昔から住みついている善玉菌と悪玉菌の勢力関係を変えることは大いに可能であり、これが、われわれの健康にとって決め手になるのである。

## 善玉菌の繁殖を促す発酵食品

腸内細菌の性状（菌叢）を変える要因はいろいろあるが、化学薬剤もその一つである。抗生物質を服用すると下痢をしたり、腸の具合もまた確実に悪くなる。これは抗生物質によって、病原菌だけでなく、整腸作用のある善玉の腸内細菌までダメージを受けるからである。

ほかの化学薬剤も程度の違いはあるが、おしなべて腸内細菌の性状を悪くする。薬づけの人は薬剤によって腸内細菌の性状が悪くなるから、いっそう体質が悪化し、そのためにまた薬づけになるという悪循環におちいってしまう。

ストレスも腸内細菌に関与する。もちろん、悪玉菌の味方である。精神状態の不安定な人が、正しい食事をしても健康になれないのはそのためである。逆に、楽天的なタイプの人は、腸内細菌の性状がよいから健康でいられる。健康であるためには、できるだけ明るく生きるように努めなければならない。

腸内細菌に最も関係の深いのは食事である。食事の摂り方も問題であるが、食事の内容によって腸内細菌の性状は大きく左右される。悪玉菌をはびこらせる最悪の食物は肉と白砂糖である。

人間はもともと穀・菜食型だから肉は完全には消化されない。おまけに肉は繊維がないから腸内に停滞しやすく、腐りやすい。肉が腐敗するとウェルシュ菌などの腐敗菌が活発になり、先に述べたような発ガン物質やいろいろな有害物質がつくりだされる。

白砂糖は菓子類や清涼飲料水、日常の食品の味付け、コーヒー、紅茶などいろいろに用いられているから、われわれは氣が付かないうちに、かなりの白砂糖を摂取してしまっている。精製した砂糖は、腸の運動をにぶらせ、消化酵素の分泌を悪くするので便秘の原因ともなり、腸内を悪玉菌に都合のよい環境に変えてしまう。

このほか、卵や牛乳、白米、添加物の多い食品なども腸内細菌の性状を悪くする。要するに、人間の生理に不自然な食物はすべて、悪玉菌の繁殖を助けるものだと考えればまず間違いない。

腸内の善玉菌を繁殖させる最もよい食物は、発酵食品である。腸内の善玉菌である乳酸菌の繁殖にはN・アセチール＝β＝D＝グルコーサマイドという物質が有効だとされているが、発酵食品に含まれる酵母菌にはこの物質が多い。乳酸菌飲料を摂取しても、それが腸内に定住することはないが、腸内の環境を変え、昔から生息しているビフィズス菌などの乳酸菌の活動を促すため、乳酸菌飲料の摂取が健康長寿の道であると考えた学者は、結果においては間違っていなかったわけである。

世界的な長寿地域であるソ連コーカサスのグルジア地方では、牛乳は飲まないが、牛乳を自然発酵させた自家製の乳酸菌飲料のマツォニーがさかんに飲まれている。穀・菜食の食事とともに、乳酸菌飲料も間違いなく、長寿の要因の一つになっている筈である。

わが国にも昔からすぐれた発酵食品がある。ミソがそうだ。食生活が洋風になってきたため、最近はミソ汁を飲まない人が増えているが、ミソの効用を考えるともったいない話である。ただし、ミソがよいといっても自然塩を使って、じっくり発酵させたものでなければ効用はない。醤油もわが国古来の発酵食品である。近頃、塩分の摂り過ぎが高血圧や脳卒中の原因になるといわれているため、ミソや醤油を控えている人も多い。精製塩を使ったものは確かによくないが、ミネラル分の多い自然塩を用いたものなら、塩分の摂り過ぎは全く氣にすることはない。塩分を制限しすぎるとかえって基礎体力の低下をきたし、病氣にかかりやすくなる。

納豆、漬けものなどもわが国の風土が生み出したすぐれた発酵食品である。できるだけ利用したい。ただし、これらの食品も充分発酵させたものでないと意味がない。近頃は味と匂いと色だけそれらしく見せかけたインスタント食品が出回っているが、せっかく食べるのなら、伝統的な方法でじっくり仕上げた本物を選ぶようにしたい。

減塩ミソや減塩醤油の使用は馬鹿げている。塩分不足による腐敗の始動を防腐剤で阻止しよう——との思惑によって、これらには化学薬剤が添加されているのだから、「減塩ミソ」や「減塩醤油」は大幅な改悪物に変身しているのだ。

# 7 三大健康補強食品——「酵素」「胚芽」「葉緑素」

## 「酵素」は最高の発酵食品

「酵素」は、野菜や果物の細胞液を蔗糖で自然発酵させたものである。もともと酵母菌、あるいは酵母菌のつくり出す酵素の摂取を目的として製造されたものであるから、ミソ、醤油、納豆などの日常の調味料や食品よりずっと効率よく、酵母菌や酵素を利用できる。それに「酵素」は、自然の植物を原料とする自然食品であるから、動物食品の牛乳を原料とする乳酸菌飲料よりもすぐれている。

「酵素」の効用の第一は腸の腐敗防止である。体質の悪化、慢性病の原因は腸の異常発酵にあるから、これを防止することがなによりも大事だ。「酵素」には乳酸菌の繁殖に有効なN・アセチール＝β＝D＝グルコーサマイドという物質が多く含まれているから、「酵素」を摂取することによって、善玉菌の活動が盛んになり、腐敗菌の繁殖が抑制される。

腸内細菌のバランスが正常になると腸の機能が回復し、血液がきれいになるので、肝臓や腎臓の機能も強くなり、組織の中にたまっている老廃物の排泄もスムーズに行われる。そのため、血液の浄化が一段と促進され、体質も急速に改善される。

健康補強食品の「酵素」にはいろいろな酵素が含まれている。

酵素は、動物や植物の体内でつくりだされる触媒作用をもった物質で、呼吸、消化、合成、解毒等、体内のすべての生理に関与している。従って、酵素が全身の組織や器官で充分活動しているときは、生理作用がスムーズに行われ、われわれは健康でいられるが、酵素が減少したり、不活性になるといろいろな障害が起きる。

酵素は一種の触媒であるから、体内の化学反応によって酵素自体が減少することはないが、日々消耗し、破壊される。発酵食品がすぐれているのは、腸内細菌のバランスを整えるとともに酵素の補強にも役立つからである。その意味で「酵素」は最高の酵素補強食品でもあるわけだ。

### 「酵素」食品のいろいろ

市販の「酵素」にはいろいろな種類があるが、原料や製法がちがうと、当然、成分も効果もちがってくる。どのような「酵素」がよいかはいちがいにいえないが、製造上からいえば、よく発酵・熟成したものであること、低温滅菌であることが条件である。「酵素」の生命は何といっても酵母菌であるから、できるだけ酵母菌が多く、しかも滅菌処理後も、これらの酵母菌、もしくは酵母菌によってつくりだされた酵素が残っていなければならない。

原料も「酵素」の質を決定する大きな要素である。原料によって「酵素」に含まれる酵素（酵母菌のつくりだした触媒物質）の活性度がちがうし、また、「酵素」に含まれる栄養素や滋養成分がちがってくるからである。主原料の糖分は、精製糖より未精白の蔗糖あるいはハチミツの方がよい。野菜や果物などの原料は、それぞれの原料に含まれる滋養成分と、その原料を発酵させたときに生ずる酵素の活性度が問題となるが、それらについてはなかなか判別が難しいので、信頼できる店でよく相談して求めることである。

## 基礎体力を強める胚芽

### 胚芽は栄養の宝庫

現代社会における食生活の特徴は、食物を精白して食べていることである。主食の米も、麦も、白米、白パンとして食卓に供せられる。われわれは、つまり、胚芽をとりさった穀物を食べているわけだが、肉食とともに、これが文明社会の諸病の根源であるといってもいい過ぎではない。極論すれば、肉食をやめて未精白の（胚芽のついた）穀物を主食にすれば健康で長生きできるわけだ。世界的な長寿郷の人々はいずれも、未精白の穀物を主食にし、肉はハレの日以外はほとんど食べていない。

精白した米（白米）と未精白の米（玄米）を水に浸しておくと玄米の方は芽を出すが、白米の方は腐ってしまう。胚芽のあるとなしでは、それだけ生命力がちがうのである。

米も麦もごく簡単にいえば、胚乳の部分と胚芽からできている。胚乳の部分はほとんどデンプン質で、エネルギー源となり、蛋白質の構成源となるが、生命体の生理作用に不可欠の諸々の栄養素は、ほとんど胚芽に集中している。

従って、穀物を精白して食べることは、肝心の栄養の宝庫を捨てて、わざわざ欠陥食品にして食べているわけで、これほど馬鹿げた話はない。このような食事を続けると必然的に栄養のバランスがくずれ、生理的なひずみを生じて病氣をひきおこす。

胚芽にはビタミン、ミネラル、不飽和脂肪酸、粗蛋白、炭水化物などいろいろな栄養素が含まれている。このほかにも、まだ知られていない有効成分が含まれていると考えられるが、これまでに明らかにされている栄養素の中では、とくにビタミンB群が豊富である。

ビタミン$B_1$は炭水化物の代謝に不可欠で、これが不足するといろいろな障害を引き起こす。

極端な場合は脚氣である。かつては「江戸患い」といわれ、白米を食べていた金持がかかった。いまでは脚氣のような急激な症状は現れないが、胃腸障害、脳神経の障害、手足のしびれなど慢性的な障害を引き起こす。

ビタミン$B_2$は動物の発育を促進する作用があるので成長期の子どもには欠かせない。$B_2$が不足すると老化やスタミナ減退の原因になる。そのほか、$B_2$には肝臓の解毒作用をスムーズにする働きのあることも最近分かってきた。

ビタミン$B_6$は貧血の予防に役立つ。動脈硬化や神経過敏症も$B_6$を摂れば防げる。

胚芽にはビタミンEも多い。ビタミンEは、若返りのビタミンとして知られているが、血液の循環をよくし、過酸化脂質の発生を防ぐ。性腺の機能を強化する作用があるので、性力の減退にも有効である。

ビタミン類としてはこのほか、神経系、内分泌系の機能を正常化するパントテン酸や炭水化物の代謝に関係するニコチン酸、蛋白質の代謝に必要な葉酸などのビタミンB群が豊富に含まれている。

不飽和脂肪酸のリノール酸やリノレン酸、それにオレイン酸も胚芽には多い。これらの不飽和脂肪酸は血管壁のコレステロールの沈着や動脈硬化の防止に役立つので、慢性病の予防にもなる。

ミネラルの中ではとくにカルシウムが多い。カルシウムは成長期の子どもの骨格を造るのに欠かせないが、中高年の女性の骨折の予防にも役立つ。

胚芽にはこのほかいろいろなミネラルや粗蛋白などの有効成分が含まれている。公害物質を排除する成分も含まれている。残留農薬やそのほか土壌に含まれる公害物質は胚芽の部分に集まりやすいので、胚芽は食べない方がよいという学者もいる。しかし、実際に頭髪に含まれる水銀の量を大学研究室で調べた結果、胚芽のついた米（玄米）の常食者の方が、胚芽を取り去った米（白米）の常食者よりもかなり少なかった。

玄米と白米に含まれる公害物質の量を比較すると玄米の方が多いのは確かであるが、玄米には公害物質を排除するフィチン酸などの抗公害物質が含まれているので、公害物質が体内に蓄積されないのであろう。

## 胚芽は体力強化の基礎食品

胚芽の効用は、一口でいえば、基礎体力の強化である。胚芽には人体に必要なほとんどの栄養素がバランスよく含まれている。従って、栄養のアンバランスからくる諸々の慢性病、体質的な欠陥に有効である。現代人はおしなべて胚芽が欠乏しているから、胚芽の摂取は体質改善に不可欠となる。

先に述べたように、胚芽にはビタミン$B_1$が多いから、精白食品の常食で狂っている糖の代謝が正常になる。糖の代謝が正常になると内臓の機能が健全になり、生理機能のバランスが回復する。

胚芽には血液を正常化する働きもある。たとえば血漿の蛋白量が多すぎるとき胚芽を与えると、蛋白は減少する。逆に蛋白量が少ないときは、これを増加させて正常値に戻す。血糖や血圧も正常化する。赤血球の正常化作用も著しい。貧血の治療に胚芽を用いて著効を得たという報告もある。

血液の性状が正常になると体のすみずみまで栄養や酸素がいきわたるので細胞の機能が活発になり、物質の代謝がすべて正常化され、基礎体力が強化される。基礎体力こそは、われわれが生きていくための力の源泉であり、病氣を予防する力であり、病氣を自然治癒に導く自然療能の源泉でもある。

血液の正常化は、身体だけでなく精神の健全にも役立つ。脳や神経細胞にも栄養分や酸素が充分いき届くから、これらの機能も安定する。自律神経失調症やノイローゼ、胃潰瘍、十二指腸潰瘍など精神的なストレスによって起こる障害も胚芽の摂取によって回復することが多い。

## 胚芽製品のいろいろ

健康補強食としての胚芽には、小麦胚芽と玄米胚芽がある。成分的に大きなちがいはないが、玄米胚芽はビタミンB群が多く、小麦胚芽はビタミンEがとくに豊富である。

胚芽はそのまま利用するか、あるいは胚芽油として用いる。胚芽は、そのまま食べてもおいしいが、ごはんやミソ汁に入れたり、クッキーやパンそのほかの料理に加えるのもよい。胚芽油にくらべると不飽和脂肪酸やビタミンEは少ないが、糖質や粗蛋白、繊維分が多く、栄養的なバランスがよい。しかも安価である。注意しなければいけないのは、胚芽に多い不飽和脂肪酸は空氣中にさらしておくと酸化して有害な過酸化脂質に変わるから、袋をあけたらなるべく早く消費することである。

胚芽油には、玄米胚芽油と小麦胚芽油がある。どちらにも不飽和脂肪酸のリノール酸、リノレン酸、オレイン酸やビタミンEが豊富に含まれているが、小麦胚芽油の方がビタミンEを多く含む。だから、ビタミンE補強食品はたいてい、小麦胚芽油か、あるいはこれにほかの栄養分を加えたものである。

玄米胚芽油も小麦胚芽油も、不飽和脂肪酸やビタミンEが多いので、老化防止や血中コレステロールの低減、動脈硬化の予防、中高年者の精力増強に役立つ。最近は美容食品としても注目されている。

胚芽油を求める場合、注意すべきことは製造方法である。胚芽油を摂るには化学溶剤を使った抽出法と機械的にしぼる圧搾法がある。化学溶剤を用いる抽出法とは、簡単にいえば、胚芽に含まれる油脂分を化学溶剤で溶かし出し、その後、化学的な処理で溶剤をとり除く方法である。この方法だと胚芽油のほとんどを利用することが出来るから、きわめて効率的であるが、抽出された油脂の化学構造がトランス化して常態性を失い、油膜機能もまた失われてゆく。

圧縮法は、歩留りが悪いから、抽出法の胚芽油にくらべると割高になるが、化学物質の混入する心配もない。

通常、自然食品の油という場合は、機械的にしぼった油をさし、化学溶剤を用いて抽出した油はこれに含まれない。

健康補強食品としての胚芽油は、ほとんど、カプセルに封入されており、直接空氣に触れることはないが、料理などに用いるカン入りの胚芽油は、酸化しやすいので、容器をあけたらなるべく早く消費するようにしたい。

## 造血、浄血、消炎作用の顕著な葉緑素

### 血球素とそっくりな葉緑素の構造

葉緑素は、植物の葉やスピルリナ、クロレラ、海藻などに含まれる色素である。緑色の植物は、この葉緑素の助けをかりて、太陽のエネルギーを化学エネルギーに転換する。炭酸ガスや窒素や水から炭水化物や粗蛋白のような複雑な物質を造り、自らの生命活動を営むとともに、動物をも養っている。すなわち、草食動物はこれらの植物を食糧とし、その草食動物は肉食動物の食物となる。だから、地球上の全生命は葉緑素によって生かされているわけである。

葉緑素は糖質や脂質、蛋白質、ビタミン、ミネラルのような栄養素ではないが、人体内にお

いて、さまざまな生理作用に関与する。その第一は造血作用である。葉緑素の化学構造は赤血球の血球素（ヘム）とそっくりである。葉緑素はポルフィリン核（4ピロール環）をもっていて、このポルフィリン核の中心にマグネシウム（Mg）原子がはまりこんでいる。一方、赤血球のヘモグロビンもポルフィリン核をもっている。違うところは、ヘモグロビンのポルフィリン核の中心は、マグネシウム（Mg）ではなく、鉄（Fe）原子だということである。つまり、葉緑素のマグネシウムが、われわれの体内で、鉄に置き換わると、緑の色素が赤い色素に変わるわけである。

このカラクリはなかなか複雑であるが、およそのところ、腸から吸収された葉緑素が肝臓に運ばれて胆汁色素にかわり、腸に分泌されたこの胆汁色素の一部が、腸粘膜に生理的に存在している鉄を包み込んでヘモグロビンに変わる——ということのようである。われわれの尿や糞便の中には、これを裏付ける証拠として葉緑素に由来するポルフィリン体などが検出されているし、ウシやヒツジなどの草食動物の胃袋にある葉緑素、その分解産物であるポルフィリンなどを、ネズミに与えると赤血球が確実に増加するという報告もある。

また、貧血の患者に葉緑素を摂らせると著効が得られるが、この場合には、葉緑素が直接、血球の素材となることのほかに、葉緑素の触媒作用によって造血機能が活性化されるという効果も加わっていることだろう。

触媒とは、一時的に活性化されていない分子と結合してこれを活性化し、化学反応を促進する物質である。われわれの体内の生化学反応もすべて酵素を触媒としてきわめて効率よく行われている。葉緑素はことに触媒作用が強い。太陽エネルギーを化学エネルギーに転換する光合成作用も葉緑素が触媒として働くからである。人体内においても、葉緑素は触媒として、さまざまな生理作用を促進している。

## 8　ミネラル補強食品

日本人にもっとも欠乏しやすいミネラルはカルシウムである。ミネラル補強食品といえば、即カルシウム補強食品といってもいいくらいである。

人体内におけるカルシウムの99％は骨や歯を構成しており、残り1％が血液中にあって、血液を弱アルカリ性に保つ役割を果たしている。

このほかカルシウムには神経系統の働きを円滑にし、心臓の鼓動を調整する作用もある。カルシウム補強食品としては一般に、牛骨粉、魚骨粉、カキ殻が用いられている。これらの製品にはカルシウムだけでなく、リンやそのほかいろいろなミネラルも含まれている。

海藻を原料にした健康補強食品は、カルシウム、鉄、マンガン、ヨード、塩素、リンなど多彩なミネラルを含んでいるので、カルシウムの補強食品というよりは総合ミネラル食品と考えてよい。老化防止や血圧降下、血管壁の強化などに有効である。

シジミエキスも総合ミネラル食品といってよい。カルシウム、鉄、マグネシウム、カリウム、ナトリウム、マンガン、ホウ素が豊富に含まれている。シジミには強肝作用のあるアミノ酸のタウリンも多い。

カリウムやナトリウム、カルシウム、マグネシウム、鉄など従来、よく知られているミネラルのほかに、亜鉛、銅、セレニウム、ゲルマニウムなど微量元素が注目されている。亜鉛は酵素の作用を円滑にし、蛋白質の合成にも欠かせない。パン酵母やビール酵母、胚芽にも多く含まれている。

銅は体内の鉄をヘモグロビンに変えるのに必要である。毛髪の色素形成にも関与する。胚芽に多い。

セレニウムは抗ガンミネラルとして注目されている。ビタミンEとセレニウムはいっしょになって抗酸化物質として働く。従って、酸化によってひきおこされる組織の老化防止に役立つ。ガンの予防効果も、おそらく抗酸化作用によるものと思われる。小麦胚芽に多く含まれている。

ゲルマニウムも抗ガン作用の確認されているミネラルである。インターフェロン誘発、脱水素作用による体内酸素の供給などの作用が体質改善、自然療能の強化に役立つものと考えられる。良質の高麗人参やマンネンタケなどに若干含まれているが、特許技術によって培養された有機ゲルマニウム含有スピルリナにも高濃度のゲルマニウムが含まれている。無機ゲルマニウムを混入した粗悪なゲルマニウム健康食品も出回っているから注意したい。

## 植物油

油脂類は化学的な分子構造の違いにより、飽和脂肪酸と不飽和脂肪酸に分けられる。動物性の脂肪はほとんどが飽和脂肪酸である。肉や卵や牛乳が造病食品といわれるのは、動物性蛋白質だけでなく、飽和脂肪酸をたっぷり含んでいるからである。飽和脂肪酸は血液中のコレステロールを増やし、これが血管壁に沈着して、高血圧や動脈硬化、心臓病などの循環器系の疾患を招く。

植物油は一般に、不飽和脂肪酸を多く含んでいる。不飽和脂肪酸は血中のコレステロールの代謝を促すとともに、血管壁に付着したコレステロールを流したり、余分なコレステロールを排泄する働きをもっている。

従って、不飽和脂肪酸を多く含んでいる植物油はコレステロールの過剰によって引きおこされる諸々の障害を防止し、あるいは回復させる。

中でもリノール酸とリノレン酸は、代表的な不飽和脂肪酸で、効果もきわだっている。これら2つの脂肪酸は「ビタミンF」とも呼ばれ、これにアラキドン酸を加えた3種は、生命活動にとって不可欠な成分であり、しかも体内で合成できないため、必ず食物として摂取しなければばならないところから「必須脂肪酸」といわれている。

必須脂肪酸は肝臓の働きをよくし、脂肪の代謝を正常に保ち、呼吸酵素の構成分子となり、神経系の働きにも欠かせない。

植物油の代表的な健康補強食品は胚芽油である。胚芽油には玄米胚芽油と小麦胚芽油がある。

玄米胚芽油にはリノール酸やリノレン酸、ビタミンEが豊富に含まれている。ビタミンB群なども多い。玄米胚芽油は血管や体細胞の老化を防止するのに役立つほか、自律神経のバランスを正常化するなどいろいろなすぐれた作用がある。

小麦胚芽油も不飽和脂肪酸を豊富に含んでいるが、ことにビタミンEが多い。ビタミンEは生殖機能の強化、体細胞の老化防止などに関係しているので、「若返りのビタミン」として注目されているが、これは、ビタミンEに体細胞、体内脂質の酸化防止作用があるからである。

サフラワー油（紅花油）は、リノール酸を70％も含んでいるので、不飽和脂肪酸の補給に適している。実験用の高血圧ラットに、サフラワー油を与えると血圧が低下するという報告もあり、動物食品の摂り過ぎからくる動脈硬化や心臓病、高血圧の予防に有効とされている。

ヒマワリ油もサフラワー油とならんでリノール酸の多い植物油である。わが国ではまだあまり利用されていないが、ソ連や中南米ではよく用いられている。

月見草油は最近、輸入可能になった健康補強食品である。リノール酸の他にγ（がんま）リノレン酸を含むのが特長で、美肌、痩身等の目的にも利用されている。

ゴマ油は古くから使用されている。油脂分の60％は不飽和脂肪酸で、その中の40％がリノール酸である。そのほかオレイン酸、ステアリン酸、アラキドン酸などの不飽和脂肪酸を含む。ゴマには昔から強壮、美容、脱毛、白髪予防等の効用があるといわれているが、これらの効果は、主としてゴマ油に含まれる不飽和脂肪酸とビタミンやミネラルの相乗的な作用による。

## ローヤルゼリー

ローヤルゼリーは女王バチの専用食物である。よくハチミツと混同されるが、ハチミツとは全く別のもので、働きバチが花蜜と花粉を咀嚼して吸収し、それをミルク状の物質として上顎および下顎の咽頭腺から分泌したものである。

働きバチも女王バチも、もともとは同じ卵、幼虫であるが、ローヤルゼリーを与えられたものだけが女王バチになり、花粉と蜜だけで育ったハチは働きバチになる。働きバチは体が小さく、1ヶ月くらいで死んでしまうが、ローヤルゼリーを食べている女王バチは体も働きバチの何倍もあり、寿命も40～50倍で、3年の間、1日1000個の卵を産み続ける。

ローヤルゼリーは、ハチだけでなく、人間が食べても多彩な効果をあらわす。蔗糖や果糖、ブドウ糖、蛋白質、アミノ酸、ビタミン、ミネラルの他、特殊成分のアセチルコリンなどが豊富に含まれており、これらが相乗的に働くものと思われる。

ビタミンは、とくに$B_1$、$B_2$が活性型で含まれているため利用効率が高い。ビタミン$B_6$、イノシトール、パントテン酸、葉酸、ビオチンも多い。アセチルコリンは神経系の刺激伝達に関係しているので、神経系の機能を正常化し、ストレスを防止するのに役立つ。

ローヤルゼリーにはいろいろな効果があるが、内臓機能、とくに胃腸、肝臓、腎臓機能を強化する働きがある。これらの造血、浄血、解毒器官の機能が活性化されると、質の良い、きれいな血液が造られるから、全身に栄養分や酸素が供給されるので、基礎体力が強化され、自然機能がたかまる。

ローヤルゼリーは昔から強精、強壮食品として知られているが、女王バチのスタミナとバイタリティを考えればうなずける。実際、ローヤルゼリーだけに含まれる女性ホルモンに似た作用をするデセン酸が更年期障害の治療・対策に効果を発揮する。その他にも男性ホルモンのテストステロンを増やす効果があり、老化防止に著効を発揮する。男女の性別に関係なくシワやシミとり、美肌などの美容効果も大きい。

ローヤルゼリーの欠点は変質しやすいということである。空氣中にさらしておくと、ローヤルゼリーの微妙な有効成分がたちまち変化してしまう。加工を施しても変質を防止することは難しいといわれるので、なるべく新鮮な製品を求めることであるが、保存の方法によって、栄養成分の目減りに大きな差がでてくるという実験報告もあるから、製品を選ぶときはその点も考慮した方がよい。

## 「花粉」

健康補強食品の「花粉」は、植物の花粉をミツバチがダンゴ状に固めたものである。花粉のダンゴの大きさは20分の1ミリくらいで、ハチはこれを巣の中にたくわえて幼虫の食糧にする。

「花粉」には粗蛋白、類脂質、糖質、ほとんどのビタミン類、カリウム、銅、カルシウム、マグネシウム、鉄、ケイ素、リン、イオウ、塩素、マンガンなどのミネラルが豊富に含まれており、これらの成分が相乗的に働いて、花粉特有の効果をあらわす。

「花粉」を1ヶ月、2ヶ月と続けて利用している人々は、口をそろえて「疲れなくなった」「体の調子がよくなった」というが、これは、「花粉」にビタミンやミネラルが多いのと、造血能力を強化する効果があるからだと考えられる。

「花粉」にはすぐれた整腸作用もある。「花粉」を摂取すると腸の組織がひきしめられ、消化吸収能力が強化されるので体力がぐんとついてくる。これは、主としてビタミン$B_1$をはじめとするビタミンB群の働きによるものである。

ビタミン$B_1$によって糖の代謝が正常になると脳や神経の機能も強化される。それにビタミンCの働きが加わると、副腎皮質の作用が強化されるのでストレスに強くなる。

ストレスに強くなると腸内細菌の性状がよくなり、腸の異常発酵が防止できるから、血液がきれいになり、全身の細胞が賦活されて自然療能が強化される。

糖の代謝の正常化は、美容にもよい。腸内の異常発酵がなくなれば、肌荒れ、吹き出物、むくみも消える。肥満の解消、便秘の防止にも役立つ。

また、ビタミンAは皮脂の分泌を促し、肌にうるおいを与え、ビタミン$B_2$は、皮膚の細胞の活動を促し、肌のキメを細かくする。

## ハチミツ

ハチミツは、ミツバチが採取、貯蔵した花ミツで、主成分はブドウ糖と果糖である。ビタミンやミネラルも豊富で、特殊成分のアセチルコリンも含まれている。

ブドウ糖や果糖はそのままでエネルギー源となるから、疲労回復に即効性がある。

白砂糖は、消費されるときに大量のカルシウムを必要とするので、骨や歯をもろくするが、ブドウ糖や果糖にはそのような害はない。

「米寿庵・天山薬蔘蜂蜜」のような最高品質のハチミツを常用すると、コレステロールの低減、高血圧、動脈硬化、脳卒中などの成人病の予防に役立つ。不眠症や神経痛などにも有効だ。

そのほか腸内細菌の中のビフィズス菌の繁殖を促す作用もあるから、日常の健康保持、乳幼児の栄養食品としても利用価値が高い。

## 豆乳

豆乳は大豆のしぼり汁から造るが、大豆の栄養成分をもっとも効率よく利用できる食品であ

豆乳と牛乳の特徴の比較

| 豆乳 | 牛乳 |
|---|---|
| 植物性食品 | 動物性食品 |
| 蛋白質組成はグリシニンでメテオニンが少ない | 蛋白質組成はカゼインが80% |
| 脂肪は不飽和脂肪酸が多い | 脂肪は飽和脂肪酸がずっと多い |
| コレステロールを含んでいない | コレステロールを含んでいる |
| 糖質はラフィノーズ、スタキオーズなどが主で少ない | 糖質は乳糖で比較的多く、飲みすぎると便がゆるむ |
| カロリーは牛乳より約20%少ない | カロリーは豆乳より約20%多い |
| ビタミンEが含まれているが、ビタミンA、ビタミンCは少ない | ビタミンA、ビタミンCは含まれているが、ビタミンEはない |
| カルシウムが比較的少なく、リンの比率が高い | カルシウムの含有量は多く、リンの比率は低い |

る。よく牛乳と比較されるが、牛乳の害はさておいて、栄養成分だけをくらべてみても、豆乳の方がはるかにすぐれている。

牛乳の蛋白質が消化の悪いカゼインが主であるが、豆乳の蛋白のグリシニンは消化がよく、化学構造も母乳に近い。アミノ酸の構成も、豆乳の方がすぐれている。

脂肪分を比較すると牛乳の方は飽和脂肪酸が多くて、不飽和脂肪酸はほとんど含まれていないが、豆乳にはリノール酸、リノレン酸、オレイン酸など血中コレステロールの低減に役立つ不飽和脂肪酸が多い。

牛乳に含まれる糖分は、日本人には消化されにくい乳糖であるが、豆乳の糖質は水によく溶ける低分子の化合物で、胃腸に負担をかけない。

ミネラルのバランスも豆乳の方がよい。牛乳は銅や亜鉛が少ないが、豆乳にはこれらの微量元素がバランスよく含まれている。銅も亜鉛も体内でいろいろな酵素の素材となり、生理作用を円滑にする重要なミネラルである。過酸化脂質（老化物質）の生成を防止するビタミンEも多い。

最近、特殊成分の大豆サポニン（配糖体）の作用が注目されている。サポニンは薬効のあるほとんどの植物に含まれているが、大豆サポニンは血中コレステロールを減らし、脂質の酸化を防止するなどの作用がある。豆乳はこのように、糖質、不飽和脂肪酸、蛋白質、ビタミン、ミネラル、サポニン等いろいろな成分をバランスよく含んでいるので、総合的な栄養補助食品として価値が高い。とくに生活習慣病の予防食品として期待される。

## 9　特殊有効成分の豊富な食品

### 高麗人参

高麗人参はウコギ科の植物で、食用の赤い人参とは別種のものである。原産地は朝鮮半島の北部から中国の東北地方である。およそ5千年前くらいまえから、薬用植物として利用されている。5千年もの間薬用に使われてきたということは、高麗人参にそれだけの効用があったからであろう。

昔から虚弱体質、貧血、冷え症、ゼンソクなどの疾患に著効があるとされているが、これらは高麗人参に全身の細胞を活性化する作用があるからだ。全身の細胞が賦活されると新陳代謝が促進され、自然療能が高まって諸々の慢性病は自然に治癒する。

ストレスは食生活の誤り、環境の汚染とともに現代人の体質虚弱化の主たる原因であるが、高麗人参はストレスの防衛機構の中枢である副腎皮質の氣能を強化する働きがあるから、現代人の体質改善にはことに効果的である。

高麗人参にはサポニン（配糖体）、脂肪酸、有機酸、糖類、コリン、アミノ酸、ビタミンB群、ビタミンC、リン、カリウム、ナトリウム、マンガン、鉄、ゲルマニウムなど、多彩な有効成分が含まれている。高麗人参の効果は、これらの成分の相乗的な作用によるものと思われるが、とくに注目されるのはサポニン（配糖体）である。

サポニンは薬効のある植物にはほとんど含まれているが、それぞれ独特の化学構造をもっているため、薬効もそれぞれに異なる。高麗人参には、現在わかっているだけでも13種のサポニンが含まれている。サポニンは種類によって作用が違うがいずれも細胞の活動を活性化する働きがある。

微量元素のゲルマニウムも高麗人参の薬理作用に関係しているのではないかと思われる。ゲルマニウムについては抗ガン作用をはじめ、いろいろな薬理作用が報告されているが、脱水素作用によって体内の酸素量を増やし、あるいはインターフェロンを誘発するなどの作用が自然療能を強化し、慢性病の自然治癒に役立つのであろう。

高麗人参は、朝鮮半島に自生しているものが最高とされているが、最近は本場の朝鮮半島や中国でも、自然のものはなかなか手に入らなくなった。たとえあったとしても高価で一般には入手し難い。しかし、国内で人工栽培された高麗人参にも、すぐれた効用があるから、よい品質のものを選べば、栽培ものでも充分利用できる。

成分的には六年根が最高で、それより早く収穫したものは品質が落ちる。

## エゾウコギ・アマチャヅル

エゾウコギは高麗人参や田七人参と同じウコギ科の植物である。中国の北部やシベリアが本場で、わが国では北海道しか産出しない。成分も効用も高麗人参によく似ている。7種類のサポニン（配糖体）、ビタミン$B_1$、$B_2$、C、カロチンを含み、強壮、自律神経失調症の回復、血圧の調整、動脈硬化や心臓病、糖尿病、ガンなどにもよい。

自然医学・森下クリニックにて30年来活用されてきた黒龍長寿茶「刺五加」は、会員や患者諸氏から絶賛を博してきた健康食品の一つである。

アマチャヅルは主成分が高麗人参と同じであることから、近年注目されはじめた植物である。ただし、高麗人参はウコギ科であるが、こちらはウリ科である。利用されるようになってからまだ日が浅いので、どのような薬理作用があるのかわからない点も多いが、滋養強壮、ストレス、高血圧、低血圧、胃腸病、十二指腸潰瘍など高麗人参やエゾウコギと同じような効果があるといわれている。

## サルノコシカケ（硬質キノコ）類

サルノコシカケ類は抗ガン食品として人氣を集めている。昔からガンに効くといわれ、民間療法に利用されてきたが、最近、成分や薬理作用がかなり解明されてきた。抗ガン作用を実証する動物実験や臨床例も多い。

サルノコシカケ類の中でよく知られているのは霊芝（マンネンタケ）であろう。自然界では梅の古木にしか生えないところから古梅霊芝といわれるが、天然の霊芝はほとんど入手できない。しかし、人工栽培されるようになったので、だれでも利用できる健康補強食品となった。

霊芝の抗ガン作用は、キノコ類に含まれるポリサッカロイド（多糖体）によるものと考えられるが、この作用は、ガン細胞を破壊するのではなく、血液を浄化し、全身の細胞を賦活するものであるから、ガンだけでなく、いろいろな慢性病に対しても広範な効果が期待される。

カワラタケはサルノコシカケ類の中でももっとも抗ガン作用が強いといわれる。動物実験や臨床試験により広範な抗ガン作用が実証されているが、呉羽化学工業は、カワラタケの菌糸体から抽出したクレスチン（ＰＳＫ）を抗ガン剤として申請して認可され、既に製造している。

カワラタケの抗ガン作用は免疫機能の強化によるものであるから副作用がなく、長期療養に適しているし、治療効果だけでなく、予防効果も期待できる点がすぐれている。

チョレイは昔から漢方薬として利用されているが、最近、抗ガン作用のあることが分かってきた。チョレイに含まれている抗ガン物質も、カワラタケから抽出した抗ガン剤の有効成分と同じものと考えられる。

サルノコシカケ類ではないが、ヒメマツタケにも抗ガン作用のあることが報告されている。ヒメマツタケの抗ガン物質も、ポリサッカロイド（多糖体）の1種と考えられる。このほかシイタケのエキスも動物実験によって若干の抗ガン作用のあることが認められている。

## 松葉エキス

松の葉は昔から不老長寿、滋養強壮の民間薬として用いられてきた。松葉を食べると血がきれいになるともいわれているが、最近、高血圧の予防や治療に効果のあることが確かめられている。

松葉エキスは、松葉を刻んで煎じた油液で、葉緑素やビタミン、ミネラル類を豊富に含んでいる。とくに松葉の松ヤニの中に、特殊成分のクエルセチンが多い。松葉エキスの浄血作用は、この特殊成分と葉緑素やビタミンの相乗効果と考えられる。

血圧降下についての数多い体験例のほか、タバコの有害物質を排除するという研究発表もある。

## 梅・プルーン

梅は日本の伝統的な健康食品である。酸味が強いから、酸性食品と思いがちであるが、カリウム、カルシウムなどのミネラルが多いので、実際は強アルカリ食品である。梅の効用は昔からよく知られているが、胃腸障害、高血圧、動脈硬化、肝臓病、カゼ、ゼンソク、氣管支炎などの広範な慢性疾患に用いられている。

梅の酸味の正体は主としてクエン酸であるが、糖の代謝のメカニズムが解明され、クエン酸が重要な役割を果たすことが分かってきたため、梅の効用があらためて見直されている。

梅は梅干しにして利用するのが普通だが、健康補強食品としては梅のエキスを煮つめてつくった梅肉エキスがよく用いられている。健康保持のためだけでなく、民間薬としても用途が広く重宝である。

プルーンも梅と同じバラ科の植物である。バラ科の植物は、梅、アンズなど薬用に使われてきたものが多い。プルーンもカリウムやカルシウムを多く含むので、代表的なアルカリ食品である。ビタミンはA群やB群が豊富に含まれているので、視力の強化、脚氣の予防等にも役立つ。昔から貧血にもよいといわれているが、鉄やマグネシウムなどのミネラルとビタミンB群の作用によるものと思われる。便秘解消の体験者も多い。

## 天然醸造酢

酢は、元来は調味料である。血圧降下や浄血など有機酸の効用が知られるようになってから、天然醸造の酢が健康飲料として用いられるようになってきた。

代表的な飲料用の酢は玄米酢である。玄米酢にはビタミンやアミノ酸が豊富に含まれている。血圧降下、血中コレステロールの減少、血液浄化などの作用があるといわれている。

りんご酢は「バーモント療法」で知られている。りんごの果汁を自然発酵させてつくるが疲労回復、高血圧の予防などの効果が期待されている。

# 第4章

# 健康百話

# 1　カゼと自然食

## カゼは腸機能の乱れが原因

われわれにとって、最も身近な病氣のひとつにカゼがある。昔から、「カゼは万病の元」と言われているとおり、カゼが橋頭堡《きょうとうほ》となって、いろいろな病氣を引き起こす。カゼとは、一般的には鼻、のどなどの上氣道の急性炎症を主な症状としてあらわす病氣をいう。

このカゼには、日頃から健康には十分氣をつけている人でも、かかることはある。たとえば、食べ過ぎや不自然な食物の摂取、睡眠不足、過重な精神疲労、運動不足、酒・タバコの摂り過ぎなどで体の抵抗力が弱っている時だ。

だから、常に不摂生している人が、カゼを引きやすいのはいうまでもない。とくに幼少の頃から、「白米・白砂糖・肉類・牛乳・卵」などで育てられると、たとえどんなに強健そうに見える場合も、体質や体力は虚弱だ。

とりわけ胃腸系がひ弱なのでカゼを引きやすい。つまり、カゼは体質の脆弱化のあらわれなのだ。こじらせたりしなければ、4、5日で自然に治ってしまうけれど、それでも鼻水が出たり、声がかれたり、身体がだるくなったりして、日常生活には少なからず支障が生じるから、カゼぐらい……といって放ってもおけない。

ところで、カゼを風邪（ふうじゃ）と書くが、これは古代中国の「悪風邪氣、身体に入りて病となる…」という概念から生まれた言葉である。カゼには、この風邪のほかに、寒冒、感冒、流行性感冒（インフルエンザ）と呼ばれるものもあり、それぞれ意味が違う。

寒冒は、寒（冷）氣に対する生体防衛反応が弱まったため、セキ、クシャミ、鼻水などが出るアレルギー性の症状をいう。また、感冒は、寒冒が背景にある粘膜の炎症で、発熱、頭痛などの症状を伴う。

その感冒は、「普通感冒」と「流行性感冒」とに大別されている。普通感冒は細菌の感染によって起き、流行性感冒すなわち流感はウィルスによって引き起こされるもの、と見なされている。

実は、ここに大きな問題がある。たとえば流感の場合では、その原因はウィルスにあると見なされているから、現代西洋医学はそのウィルスをやっつけるための薬剤やワクチンを懸命につくっている。

だが、それはとんだオカド違いだ。真因はわれわれの身体そのものにある。ウィルスは、外から入り込んできたものではなく、自分自身の腸内で自家生産されたものなのだ。その証拠に、ウィルスが体内に侵入しても、カゼにかかる人とそうでない人がいる。

カゼを引くか、引かないかは、体質の良し悪しや体力の強弱などによるのである。その体質や体力のあり方を決定するのは、第一に腸の機能状態であるから、本質的には、カゼは「腸の病氣」といえる。

われわれの腸内には無数の微生物が住んでいる。それも、健康体では、乳酸菌などの有益菌が優位に立ち、一定のバランスが保たれている。

ところが、腸内環境が悪化すると、そのバランスが崩れて、病的なバクテリアの増殖が盛んになる。その病的なバクテリアは崩壊しやすく、崩壊するとウィルスに姿を変えて血中にどんどん入ってしまう。すなわち血液が汚れていくのである。

やがて、このウィルスは血液に乗って全身を巡り、すべての組織器管に障害を起こすわけであるが、そのうち特に上氣道の粘膜が弱っている人では、そこの炎症が最も目立つことになる。これを一般的にカゼと呼んでいるのだ。

このようにカゼは、単に呼吸器だけに軽度の障害が起きているというのでなく、全身的な障害であり、それも血液が汚されているのだから、どのような重大な病氣にも発展しかねないものだ。症状だけを見て病氣を軽く見ることはできない。

小児科などではよく「感冒性腸炎」という診断名がつけられる。「感冒を起こさせたウィルスが腸にたどりつき、腸の炎症を引き起こしている状態」という解釈から生まれた呼び名であろう。しかし、これは、原因と結果を取り違えているのであって、本当は「腸炎性感冒」と言うべきだ。ともあれ、カゼの大もとは腸機能の乱れにあるので、腸の機能を混乱させている元凶を断たなければ、本当の根本療法とはならない。

腸内環境を悪くしている最大の原因は、動蛋（動物性蛋白質）食品と精白食品である。肉、卵、牛乳の動蛋食品は、われわれの腸内では、スムーズに消化されないので、やがて腸内で異常発酵を起こす。その結果、病的ウィルスが生まれる。

また、白米、白砂糖などの精白食品は、極度のミネラル欠乏食のため、腸の消化機能を減退させ、腸内の有害物を血液中に素通しさせてしまう。要するに、動蛋食品と精白食品に偏った食生活をしていると、血液は汚れ、自律神経や内分泌機能がアンバランスになって、粘膜組織は非常にひ弱になってしまう。

腸内でのウィルスの発生、腸機能の失墜、自律神経や内分泌機能のアンバランスなど、いずれも慢性病を生む重要な条件である。カゼの場合は、それが極く軽度の段階にあるというにすぎない。

病氣は放っておいて治るというものではない。たとえ表面的にはそう見えても、食生活が間違っている限り、病氣は潜行しただけで、体質の悪化は確実に進んでいるのである。

## クズ、モチはカゼの妙薬

鼻の奥がなんとなくムズムズしたり、のどがカラカラした状態になり、どうもカゼを引きそうだなと感じた時に、すばやく先手をうつ……これが、カゼを回避するコツだ。そのタイミングが大切である。

その場合の手当法として、最適なのがクズ湯である。クズ粉は周知のとおりクズの根のデンプンだ。このクズ粉はカゼの他に、冷え症、肩凝り、低血圧、神経痛、リウマチなどにも有効。このような効果をあらわす薬効成分は、ダイゼインという配糖体らしいと考えられている。これは、運動筋の病的な痙攣や緊張をゆるめるため、皮膚・粘膜の機能を正常にする働きをもっている。

また、腸の働きを整え、身体を温める作用もあるため、体力の回復や精神の安定化にも著しい効果をあらわす。

モチは消化が悪いと誤解されているが、実際は体力・氣力の増強に役立つ食べ物である。ただ、一般に食べられているモチは、精白モチ米で作られたモチであるために、いろいろな害作用があらわれる。

とくに、ビタミン$B_1$欠乏食品であるために腸機能の失墜を招き、カゼを引きやすくなる。また、A、Cも欠乏しており、脂肪代謝が障害されるから、ニキビができやすくなり、キズも治りにくくなり、肥満しやすくもなる。

玄米モチでは、こんな弊害は一切生じない。それどころか、玄米モチは内臓を温めてその機能を強めることによって、身体に元氣をつけ、氣力も大いに増してくれるのである。

## カゼの自然療法

話したり考えたりという日常の基本的行動において、さしさわりがでるから、カゼというのはなかなか厄介な病氣だ。

カゼを引いたからと、いちいち病院へ行くわけにいかないし、第一、本当に正しいカゼの治し方を教えてくれる病院がどれだけあるだろうか。というわけで、カゼの治し方はだれでもが心得ていなければならない。

一般的に言われている次のような事柄も有効だ。すなわち、①種実類を積極的に摂る、②大根を大いに活用する、③薬草茶を飲む、④皮膚を鍛練する。

現代日本人は本物の植物油を摂っていない。動物性脂肪や抽油剤使用の粗悪な植物油を用いているため、肝臓が傷めつけられたり、血液の粘稠性が異常に高くなって、身体の抵抗力を著しく減退させてしまっている。

そこで、肝臓機能を強化し、血液を浄化させ、スタミナを増強させる働きのあるゴマやクルミ、松の実などの木の実を大いに摂るとよい。

大根はすぐれた消化酵素ジアスターゼを含んでいる。現代日本人は美食の過食をしているから、消化酵素は大いに減退している。その復活を図るためには、大根を大根おろしとして活用するとよい。

クコ、カンゾウ、ヨモギ茶などの薬草茶は、腸を整え、血液をきれいにする効果があるから、身体の抵抗力を蘇えらせて、カゼを早く治すのに効果的である。中国ではカゼを引いたときはセンブリをよく用いる。センブリは胃腸病に卓効をあらわす薬草だ。カゼの根本原因が腸機能の乱れにあることを考えれば、まことに合理的な処方といえる。

皮膚は機能的に呼吸器系と密接な関係がある。皮膚を鍛練すると、組織呼吸をなめらかにすることになるから、基礎体力が増強され、身体の抵抗力はうんと高められる。乾布摩擦、日光浴、薄着の習慣をつけることなどは、ぜひ、実行したい。

以上に加えて、次にあげる自然医学的療法も大いに有効だ。これらを参考に、自分の体質に合った治し方を早くみつけることが大事である。

さて、自然医学的なカゼ根治法の第一は、ものを食べないこと。正常な食欲がないのにいつもどおり食べようとすると、悪食をしがちになるから、玄米・菜食をしたくなるまで絶食した方がよい。また絶食は胃腸を休めることができ、最も効果的に生理機能の休養がとれる。

次に、温かくして十分な睡眠を取ることである。体を温めると新陳代謝が促進され、熟睡によって自律神経のリズムが整い、回復が早められる。体を温めるには、薬湯に入ったり、本物のクズ粉で作ったクズ湯を寝る前に飲むとよい。

そして、レンコンのおろし汁を飲むのも有効だ。レンコンは呼吸器系に特異的な効果をあらわす食品である。レンコンをすりおろし、ガーゼなどで絞った汁に、ショウガ汁を数滴落として飲む。

ショウガも発汗を促し、カゼには大いに有効だ。適当に熱湯を加えたり、純粋なハチミツで甘味をつけて飲んでもよい。

黒豆10g、ヨモギ10gを煎じて飲むのも効果的である。黒豆は強壮食品であり、セキの妙薬。ヨモギはすぐれた整腸・浄血効果をあらわす。

きわめつけは、焼き味噌にネギを刻みこみ、熱湯を注いで飲む方法。焼き味噌は整腸とともに、体内に停滞している水分を排泄して、身体を温める。ネギは代謝を促進し、粘膜を強化する。というわけで、引きはじめのカゼなら、一度飲んで身体を温かくして眠れば、ウソのように治ってしまう。

## 2　便秘と下痢

### 排便は大蠕動のおかげ

少なく見積っても、現代人の3分の1は便秘症である。東洋医学では、便秘を重視して、昔から四百四病・八百八病はすべて宿便から起こるといい、ヨーロッパでも、病氣はたった1種類しかなく、それは排泄障害であると指摘する学者もいる。

さて、排便という現象のカラクリであるが、①便塊の形成、②排便反射の2段階に分けることができる。

まず、第1の段階では、小腸から大腸へ送り込まれた腸内容物は、そこをゆっくり経過している間に水分を吸いとられ、次第に便塊がつくられる。ゆっくり経過するのは、大腸に逆蠕動という特別な働きがあるためである。

それは、こういうことだ。

直腸のわずか上方に強くくびれたところがある。ここには、筋収縮ホルモンであるアセチルコリンを分泌する神経細胞が豊富に存在しており、1分間に5~6回の割で拍動が起こる。それがゆるやかな波となって、腸内容物が流れていくのとは逆方向に伝わっていくのだ。

なお、このくびれで大腸内腔は閉じられていて、それより下方は、通常はカラッポ。それで、くびれ部に起こった拍動は下方（肛門の方向）へも伝わるのだが、波はきわめて弱く、わずかの距離を伝わると消えてしまう。

ともかく、逆蠕動によって、腸内容の移送はごくゆっくりとおこなわれる。その上、大腸には2、3ヶ所に緊張性収縮輪と呼ばれるくびれができ、この部位に逆蠕動が伝えられると、くびれは一層強くなり、ここでせきとめられて、内容物の進行はいよいよ遅らされる。この間に、水分が吸収されるのである。

次に、第2段階。第1の段階で、便塊はまず、逆蠕動の起こる部位より上方にたまる。それが一定量になると、それだけ大腸がふくれ、粘膜も引き伸ばされて、粘膜内反射が起こる。

つまり、大腸の最も上の部分に強い収縮が繰り返し起こり、この収縮が強い波となって下方に伝えられる。これが大腸の大蠕動だ。この波は逆蠕動などものともせず、内容物を直腸へ送り込む。この時点で、大脳への刺激が伝えられて便意も起こる。内容物が直腸内に入ると直腸壁が引き伸ばされ、排便に必要な一連の反射が起こる。すなわち、直腸が強く収縮するとともに、腹筋、横隔膜も強く収縮して腹圧が高まり、排便が行なわれる。

これら一連の作用が正常に行なわれるためには、腸の機能そのものが健全でなければならないし、排便のタイミングをよくしていかなければならない。それによって、腸壁の細胞を養っている血液の質を良くしていくのだ。また、腸に送られてくる血液も、他の部分を巡っている血液と同様、少腸絨毛の造血器官で造られ、肝臓や腎臓で解毒作用を受けてくる。

これら経由器管の機能を健全にするためにも、良質の血液が必要だ。結局、回り道のようではあるが、腸の働きを健全にする最も確実な方法は食事の改善である。

排便のタイミングを良くするということは、大腸に大蠕動が起こるときを利用して、一氣に排出するということ。腸の活動は、食物の摂取あるいは昼夜のリズム、精神作用などからさまざまな影響を受けるもので、最も多く見られる悪いケースの1つは、時間ギリギリまで眠っていること。

これでは、たとえ大腸の蠕動が起こっても、それに応ずる余裕はない。学校や職場では、便意を抑えてしまう。やっとくつろいだ時には、もう便意は消えている……この繰り返しが便秘症を生み出すのだ。

## 肉食・甘いものは大敵

便秘を引き起こす原因はいろいろ考えられるが、最大の原因は甘いものの摂り過ぎと、肉食の過剰にある。甘いものは腸の壁をたるませてしまい、肉食は腸機能の混乱を起こすことによって、便秘を招くのだ。

国民の大多数が、肉食による便秘に悩まされているアメリカでは、下剤が一番多く売れ、年間600億円をくだらないという。肉や卵は、いわゆる繊維分が少なく腸の粘膜を刺激することも少ないので、消化された食物は、腸管内に停滞しがちだ。そのため水分の吸収が進み過ぎて、便は異常に堅くなって、秘結してしまう。

もっとも、この肉類は、腸内で異常分解を起こしやすく、そのために腸の粘膜が炎症を起こしたり、ただれたりすると、逆に下痢を招くことにもなる。

ともあれ、肉類の常食は、便秘を起こし、次いで腸内において腐敗発酵を起こす。その毒素が吸収されて、血液を著しく酸毒化するため、悪質な慢性疲労（アンモニア疲労）を招いたり、あるいはノイローゼや不眠症を起こす。

疲労、ノイローゼ、不眠症のほとんどは、便秘からくると考えてよい。そして、便秘によって引き起こされたこれらの障害は、今度はそれが原因となって、いっそう頑固な便秘を引き起こす。つまり、悪循環をきたすわけである。

便秘は、弛緩性、痙攣性、直腸性の3つのタイプに大別できる。弛緩性便秘とは、腸とくに大腸の緊張が緩み、腸の内容物を移動させるための蠕動が弱く、そのために便が停滞する場合である。一般に、白米・白砂糖を過食し、内臓下垂の傾向をもっている日本人にこの種の便秘が多い。とりわけ、虚弱体質・低血圧・胃下垂（あるいは子宮下垂）のある場合に、この弛緩性便秘となりやすい。

痙攣性便秘は、腸の壁が過度に緊張し、絶えず痙攣を起こしているために、便の移動がストップし、その間に便に含まれる水分が必要以上に吸収されて、秘結してしまう場合である。このタイプの便秘症になっている人は、顔色に精彩がなく、皮膚はうすぎたなくたるみ、目はドンヨリして、しかもイラ立っているといったノイローゼ氣味の特徴をもっている。

直腸性便秘は、大便が直腸内にまで達していながら排便できないもので、便意を抑制する習慣のある人に起こりやすい。

## 便秘の害と治療

現代日本人の食生活は、精白食品と動蛋食品が中心となっているので、便秘の様相も複雑になってきている。便秘をすると、停滞している便が発酵したり、腐敗したりする。

そこから発生した有毒ガスや毒素が老廃物といっしょに血液中に吸収される。その有害成分が、全身を巡って行って内臓細胞や神経細胞などに漂着して、頭痛、吐き氣、胸やけ、めまいなどを起こす。このような状態が進行すると、慢性病に移行する。

とくに起こりやすいのは、高血圧、動脈硬化症、肝硬変などであり、場合によっては脳出血、狭心症によって突然死を招くこともある。同時に、皮膚の表面にも発疹や吹き出物ができやすく、肌が荒れたり、たるんだりする。これは、便秘によって、腸内で生成された異常老廃産物や毒素が、血液中に吸収され、これらの毒素が発散していく場合の姿としてあらわれたものである。

また、便秘はノイローゼの温床になりやすい。便秘をすると血液が汚れ、血液中の酸素成分は、どの体細胞よりも、微妙な働きをしている自律神経機能の混乱を起こしやすい。

とくに肉・卵を多食している場合はあぶない。これらの消化物が腸内に停滞して、異常発酵すると、アンモニア、アミン、硫化水素、インドールなどのきわめて有害な毒素を発するからである。これらの毒素は、不眠や疲労の原因となるという別のルートからも、二重三重に神経症を助長する。

この他に、便秘によって腹圧が高まり、横隔膜が押し上げられたり、大動脈が圧迫されたりすると、脳圧高進による頭重・頭痛、心悸高進や心臓肥大、それに呼吸困難などが起こる。また、下大静脈の圧迫は、子宮、卵巣、膀胱および直腸などにウッ血を起こし、生殖器疾患や痔疾を招く。

さらに、糞塊の大腸壁に対する慢性的な刺激は、上位消化管に反射的に投影して、咽喉、食道、胃にガン腫をつくる。

このように便秘の弊害は、果てしなく広がってゆく。便秘などたいしたことはないとタカをくくっていると、取り返しのつかないことになろう。できるだけ早く、その対策を講じておく必要がある。

それには、まず、便秘を招きやすい食品を極力避け、便通促進効果をもつ食品を極力利用することだ。とくに、白砂糖と肉をやめて、アズキ、ヒジキ、サツマイモ、コンニャクなどを極力活用するとよい。

それ以上に重要なことは、食事のパターンそのものを変えてしまうことである。すなわち、より積極的に腸機能の健全化を図るわけで、主食を玄米に、副食を野菜・海藻・小魚類を主体にしたものに切り変えるのである。

腸の機能が失墜しているのは、精白食品によってミネラル欠乏になっていることと、動蛋食品によって腸を極度に疲れさせていることが、最大の原因である。だから腸機能を本来の健全な姿にたちもどらせるためには、原因食である白米や肉をやめた上に、玄米・菜食にして、欠陥の埋め合わせをしなければならない。

玄米によって、ミネラルが十分に補給されるとともに、人間の生理的要求にマッチした自然態の（粗蛋白、類脂肪、酵素などを含んだ）炭水化物が与えられることによって、腸の機能は急ピッチで回復する。

腸が健全化するにしたがい、血液も確実に浄化されるから、便秘による種々の害作用も除かれていく。この玄米・菜食の効用を大いに助長してくれるのが、酵素、葉緑素、胚芽の三大強化食品なのだから、これらもぜひ活用したい。

腸のリズムを整え、排便のキッカケをつくるために、次のような点に注意する。まず、夜寝る前に食物をとることは極力控え、遅くとも12時までには床につくようにして、睡眠を十分にとり、胃腸を十分に休息させるという準備態勢を整える。

その上で、朝起きた時、少量の飲み水で胃に刺激を与えたり、腹部に物理的刺激を与える。たとえば、梅干番茶を1杯飲む。塩ひとつまみ入れた冷茶を飲む。また、腹部マッサージや縄跳び運動など。自分に合った効果的な方法を見つけることが大切である。

## 下痢の弊害

大便がその固有の形を失って、泥状あるいは水様となる状態を下痢という。ふつう大便は70~80%の水分を含んでおり、80%以上になれば泥状となるし、90%以上になれば水様になる。

原因がはっきりしているもので、症状が軽く、一過性の下痢なら、ほっておいても自然に治る。だが、下痢状態が激しかったり、長く続くようなら、腸の機能そのものの立て直しを図らなければならない。

下痢をすると栄養分の吸収が悪くなるため、全身の衰弱を招く。同時に水分が減少して組織水分が少なくなり、細胞の機能が低下する。水様便が長く続いた場合は、とくに水分不足による害が目立ってくる。

つまり、意識障害、呼吸困難、体温の変調、嘔氣、嘔吐などを起こす。疫痢やコレラ、重症赤痢などが重篤な症状を呈するのも、毒素そのものの作用もさることながら、激しい下痢による水分不足が大きな要因となっている。

最近目立って多くなっている下痢は、過敏性大腸、全身性の病氣によるものである。

過敏性大腸は、神経が過敏なために、わずかな精神的ストレス刺激ですぐに下痢を起こす。栄養成分の吸収が悪くなり、ますます過敏性は強められ、体力的にガンバリが効かなくなる。

それと同時に、引っこみ思案となり、自分のカラに閉じこもる陰性な性格になりがち。極度に陰性な性格は、積極的に他に迷惑を及ぼすことは少ないかもしれないが、判断や行動の正確性・敏捷性が失われていることから、やはり社会的には少なからぬマイナスを生むものだ。

一方、下痢を起こしやすい全身性疾患には、たとえば、糖尿病や尿毒症がある。これらは、老廃物を体内にため込んだために血液が汚れ、腸機能が失墜した結果としての下痢だ。

この場合の精神活動の特徴は、体力のあるうちは、イライラしたり、短絡思考によって、周囲に積極的な害作用を及ぼしやすく、体力がなくなれば、過敏性大腸の場合と同様に、消極的害作用を招きやすい。

下痢は、急性にくるものと、慢性のものとがあり、原因も様相もまちまち。だが、いずれの場合も、直接的には、腸の蠕動の亢進、吸収の障害、水分の滲出《しんしゅつ》という3つの原因が絡み合って起きている。

腸には食物および飲料に含まれる水の他に、唾液、胃液、膵液、胆汁、腸液などの水分も合わさり、24時間に約4リットルが入る。その大部分は、小腸下部および大腸前半で吸収される。ところが腸の蠕動が異常に亢進すると、十分に吸収されないまま直腸に達して、排泄されるわけだ。

重要なのは、このような状態が引き起こされた原因である。飲み過ぎや食べ過ぎ、寝冷えなどといったちょっとした不摂生でも起こるけれど、病氣の1つの反応として起こっている場合も多いので、状況をよく見ての判断が重要である。

# 3　高血圧と低血圧の話

## 高血圧は心臓病の前段階

血圧の正常値は年齢＋90……というようにいわれている。しかし、それはあくまでも一般的な傾向であって、理想血圧ではない。理想血圧は、年齢に関わりなく80～１４０㎜Hg（最高血圧）である。その証拠の１つとして、各国の長寿者たちの血圧を調べてみると、ほとんどがその範囲内におさまっている。

血圧は、いろいろな条件によって変化する。運動をすれば上昇するし、心配ごとをかかえていても高めになる。また便意をこらえただけでも血圧は上がる……といった具合だ。そこで、理想血圧にある程度の幅をもたせて、80～１４０㎜Hg±20㎜Hgの範囲にあるものを、正常血圧と考えてよい。

ところで、心臓は収縮と弛緩を繰り返すことによって、血液を全体に回らせているが、収縮すると心臓（左心室）内の血液は一氣に大動脈に押し出され、血管壁に圧力をかける。

その時の血圧が最高血圧だ。それに対して、心臓が弛緩したときにも血管にはある程度の圧力がかかっている。心臓から血液は押し出されてはこないが、休まず流れている血液によって、血管は常に押されているからで、その最も弱まった状態が最低血圧なのだ。

それで、最高血圧が150㎜Hg以上か、最低血圧が100㎜Hg以上であれば、高血圧ということになる。こんな状態が持続する高血圧症になると、いろいろなデメリットが生じる。

まず、第1に、高血圧は動脈硬化を招きやすいこと。動脈硬化は周知のとおり、脳の血管障害や心臓疾患につながりやすい障害だ。

最近は、血圧の異常に高い人がたいへん多く、とくに若い世代に高血圧者が激増している。いわゆる若年性高血圧である。その最大の原因は肉食過剰だから食生活を改変しないと、脳溢血とか心臓麻痺で早死にする危険性が高いのである。

また、血圧が高いということは、たいへんな心理的圧迫になる。というのも一般には、他にどこにも欠陥がなくても、血圧が一氣に上がって脳の細い血管が切れたりすれば、一巻の終わり……と受け取られている。その突然死に見舞われるのではないかという恐怖感が、常に心を圧迫するわけだ。

高血圧によって脳の血管障害症状も現れる。頭痛、めまい、耳鳴り、手足のしびれ感などが起こりやすくなり、ひどくなれば脳出血を起こす。

高血圧になると、心臓衰弱が起きやすい。高血圧状態が持続すると、末梢血管の動脈硬化が起こる。そのため心臓は、その抵抗に打ち勝って血液を循環させなければならないので、オーバーワークから過労に陥り、ついには機能不全になってしまう。

同様に、腎臓も障害されやすい。腎臓にも毛細血管が密集しているので、高血圧の影響を受けやすい。高血圧に抵抗しているうちに血管壁は肥厚し、内径が狭くなると、組織の血液供給が不十分となる、腎硬化症となって機能は極度に落ちてくる。

眼底の動脈にも、血圧の変化がそのまま現れやすい。動脈が細くなり、網膜出血が起き、ついに乳頭浮腫が起こるようになる。

## 高血圧症の背景

さて、高血圧が起こる直接的な原因の1つとして有力視されているのは、ワゾプレッシンなどの血圧上昇物質が血液中に生じる、ということである。

血圧が高くなるのは、高圧で血液を循環させなければならない必然性が生じているため、その要求に応じて、身体は血圧上昇物質を働かせることになったわけだ。

そこで問題となるのは、なぜ血圧を高めなければならなくなるのか、ということ。それは、血液の粘稠性が異常に高まっていることだ。粘稠性の高い血液を一定の内径である血管の中を流そうとすれば、普通よりも大きな力がいるはずであろう。

さまざまな塩類や、窒素化合物を含んだ血液の粘稠性は、当然高くなる。そのような血液が循環していれば、組織細胞の新陳代謝は混乱して、変性が起こり、老廃物も沈着する。そうなれば、血液は正常な活動をしている組織細胞に届きにくくなるから、いよいよ血圧を高めなければならなくなる。

また、動脈が高血圧にさらされ続けていると、動脈硬化が起こる。そうなると、血管の弾力性がなくなり、内径もいっそう狭くなるから、身体のすみずみまで血液を送り込むためには、さらに血圧を上げる必要が生じる、という訳だ。

このような悪循環を繰り返していると、内臓機能に変調が起こってくる。とくに犠牲になりやすいのは腎臓である。また逆に、腎臓機能低下があると、高血圧が起きやすい。

それはなぜかと言えば、腎臓機能が低下すると、腎臓はある物質を生成し、副腎皮質ホルモンを刺激して、ナトリウムやカリウムなどの電解質の代謝に関係あるホルモンの分泌を促す。その特質が同時に血管収縮作用を現わすため、結果として高血圧を招くことになるらしい。

若い人では、尿蛋白や血尿が出たりしているうちに、高血圧が起きるし、中年以降では腎盂腎炎や前立腺肥大のため尿路が詰まり、たまった尿で腎臓が圧迫されると急に血圧が高くなる、というケースが多い。

## 高血圧症の原因と治療

高血圧症が中年以後の病氣といわれたのは一昔前の話で、現在は中学生や高校生にも高血圧患者はザラである。高血圧を招く最大の原因は、動蛋食品、精白食品（とくに白米・白砂糖）

の多食である。

肉、卵、牛乳は、もともと穀菜食性であるわれわれの身体には不適当なものであり、白米、白砂糖などの精白された不自然な食品は、身体の自然性（生理）とは相容れないものである。

これらはいずれも、血液を酸毒化させ、粘稠性を高めるものだ。また、腸内細菌のバランスを崩し、その結果、病的な細菌が繁殖し、大量の毒素を生み出し、それがどんどん血液中に吸収されてしまうのである。

同様に、いずれも動脈硬化を促進させて、血圧上昇を促す。動蛋食品が血液のコレステロールを過剰にし、それが血管の内壁に沈着して、動脈硬化を引き起こすことは周知の通りで、精白食品もそれに負けず劣らずの動脈硬化要因となる。

精白食品が動脈硬化を起こすカラクリを簡単に言うと、次のようなものだ。

精白すると、共存しているミネラル、ビタミン酵素成分などが失われる。そういう片輪の状態となった炭水化物は、腸壁から異常な速さで吸収されてしまう。消化が良くなり過ぎるのである。その結果、血糖値を急上昇させる。そうすると、血糖値を平常にもどすために、動脈壁中にあるインシュリンが動員され、血管壁に脂肪変性が起こる。その結果、血管は弾力性を失い、硬くなってしまう。このように、動蛋食品とは別のやり方で、深刻な動脈硬化を引き起こすのである。

一般に、高血圧の治療には、いろいろな血圧降下剤が使われている。高血圧が起こるのは、血圧上昇物質が血液中に生じるためという認識程度で治療にとりかかるから、そのような間違いが起こる。すなわち、それら血圧上昇物質の生成を抑制したり、作用を中和するものを与えれば良い、ということになってしまうのだ。

だが、化学薬剤はせいぜい一時的に症状を軽くするだけだ。しかも薬物（化学薬剤）は、消化器管を障害し、血管を痛めつける。結局、血液性状を混乱させ、血管の老化を早め、かえって高血圧症を治りにくくする可能性が大きい。

問題は、血圧上昇物質を生み出した背景にあるのだから、その背景に働きかけ、それを改善する能力を持たない降圧剤で、高血圧症が根治できるはずはない。では、どうすればいいか。それには生活を改善することによって、血液の性状とくに粘稠性を正常化し、心臓・血管への無用な負担を取り除くこと。それが最も確実な高血圧症の根本療法である。

具体的にいうと、白米・肉食をやめ、玄米・菜食中心食に切りかえることだ。特に副食に、コンブをはじめワカメ、ノリなどの海藻を積極的に摂ることが大切。海藻は浄血力が大きく、降圧作用が著しいからである。体質にかかわりなく著効を現わすのは、それに加えて、浄血・体質改善効果の大きい胚芽、葉緑素、酵素の三大健康強化食品をしっかり補給することも忘れてはならない。

## 低血圧者は生理機能が低レベル

一般に、最高血圧100㎜Hg未満を低血圧という。特別どこといって悪いところはないのに、不快感や倦怠感に常に悩まされるのが低血圧の人の大きな特徴。特に起こりやすい不快症状は、頭痛、めまい、肩凝り、耳鳴り、疲れやすい、身体がだるい、集中力散漫、不眠、憂鬱、劣等感、不安感を持つ、手足が冷える、胃が圧迫されるようで食欲がない、むかつき、吐き氣がする、胸痛が起き、心臓がドキドキする……など。

低血圧症として問題になるのは、ほかの特別な病氣がなく、ただ血圧の低い状態が続いている場合だ。病氣の一症状として低血圧になることも少なくないが、その場合は、その病氣（原疾患）を治せば血圧は自然に正常化するからだ。たとえば心臓病、肺結核、胃・十二指腸潰瘍などに続発する低血圧がそれである。

単に血圧だけが低い低血圧症は、それが原因とみなされる、はっきりした症状が出ない限りは、病氣としての取り扱いは受けていない。一般的にいって、低血圧者は、高血圧者に比べれば、健康状態もよく長生きするようだ。それには、次のような理由が考えられる。

日本人の食生活は洋風化し、血圧もそれだけ高くなりがちだし、さまざまなストレスは、血圧を上昇させる条件になりやすい。また、歳をとるにつれて、血管は次第に硬化し、血圧は上昇傾向になる。こんなわけで低血圧者は、高血圧者に比べて生命の危険は少ない。だが、低血圧の身体は、生理機能全般が低レベルになっているので、比較的長生きできたとしても、人生の中身は薄いものになっているはずだ。

それはともかく、生理機能が低レベルになっているという弱点は、夏場にいろいろな障害となって表面化しやすい。すなわち、夏は高温のため、交感神経の緊張がゆるみがちになり、だれでもだるさを感じやすい時期である。

特に、日本の夏は多湿のため、皮膚呼吸を妨げ、ビタミンの消耗も著しくなり、だるさは倍増する。このように、だれもがしのぎにくい夏だけれど、低血圧者にはそれが特にこたえ、完全に打ちのめされてしまうことになる。今のうちに治しておかなければならないゆえんである。

## 低血圧症の原因と治療

低血圧症の主要原因は自律神経機能のアンバランスである。自律神経は血管の緊張性を調整している。交感神経は緊張を高め、副交感神経は緊張性を低めるように作用する。交感神経の働きが弱まると、血管の緊張性は低下する。

同様に、自律神経系は血管だけでなく、筋肉や腱の緊張性、内臓を構成する細胞の緊密性をも同様に調節している。低血圧の場合は、この自律神経機能のバランスがくずれて、組織の弛緩や、機能減退といった退行的現象が現れる。

だから、血圧が異常に低下するのに加えて、胃アトニーを起こして消化力が弱ったり、肝臓や腎臓も下垂し、機能も減退氣味となる。

また、副腎機能の低下もみられる。そのため抗ストレス力も弱まる。ただ、その影響は、胃液の分泌を少なくして食欲を無くし、低栄養状態になるというように、「過剰」ではなく「不足」の状態になるので、急激に致命的な障害を起こすことはないわけだ。

現代栄養学では、低血圧の治療には高血圧の原因食を与えればよい、という考え方をしている。すなわち、動物性蛋白と塩分を大目にするようすすめている。しかし、その考え方は完全な誤りで、それでは絶対に治るはずはない。動物性蛋白質はただでさえ消化力の衰えている胃腸をますます痛めつけるし、精製塩や食卓塩を多めに摂れば、ミネラル代謝はいっそう混乱して、自律神経機能の異常を増すばかりである。

根治をはかるには、玄米・菜食中心食に切りかえなければならない。それも量を少なくして徹底的に咀嚼し、まず、胃腸機能回復をはかることが大事だ。体細胞の弾力性、緊張性を回復するために、副食は根菜類を中心にする。

コンブ、ワカメ、ヒジキ、ノリなどの海藻類をふんだんに摂ってミネラルを補給し、健康食品は胚芽を十分に摂る。これらは、体力を強化し、積極的に生み出すために不可欠な食品だからである。

なお、顔色が悪い、疲れやすい、動悸がするなどの症状は、貧血のそれとたいへんよく似ているので、低血圧と貧血を間違えやすい。しかし、低血圧は血液の容器の異常であり、一方、貧血は血液中のヘモグロビンの量が少なくなるもの、すなわち、血液そのものの異常であるから、両者は別々のものである。また、低血圧は、自律神経の異常によって引き起こされるのに対して、貧血は、自律神経の異常の原因となるものである。だから、低血圧が原因で貧血になることはまずないが、貧血から低血圧が引き起こされることは十分にあり得るわけである。

## 4　脳卒中について

### 脳卒中とはどんな病氣?

代表的な文明病で、いま世界的に急増しているのは、血管・心臓病である。その血管・心臓病という呼び名は、動脈硬化症、高血圧症、脳卒中などの血管病と、心筋梗塞、狭心症などの心臓病を一緒にしていることを示している。その中から、今回は、日本人の死因のトップの座を長い間保持している脳卒中をとりあげてみた。

統計によるとわが国では、ガンが青壮年期の最大の死因となっているのに対して、脳卒中のそれは老年期となっている。

また、日本は、世界で最も脳卒中死の多い国で、昭和26年以来、死亡順位のトップを守り続けている。脳卒中は、昭和20年頃から結核を追い抜いて、わが国（各世代を通じて）の死因トップとなった。

ところで脳卒中とは何だろう。脳は脳みそ（脳実質）、卒は「にわかに」、そして中は「あたる」の意で、適中、命中などと同じ意味だ。すなわち、脳卒中とは「脳がにわかに（邪氣に）当った病氣」なのである。

脳卒中の発作をみてみると、まさしくその通りの病氣であることがわかるだろう。今まで元氣だった人が突然倒れたり、床についたきり昏睡状態を続けたり、幸い一命はとりとめたものの、身体の自由は失われてしまったり……といった劇的な変化をあらわす。

発作をおこした人の約半数は、一応生命はとりとめているとはいえ、一度発作を起こすと何らかの後遺症は残る。それも神経中枢部がやられるため、日常生活に大いに支障のある障害となることが多い。これは人間にとって最も大切な脳を直撃するものであるから当然であろう。

従来は①急に起こる②意識障害がある③運動マヒがある、の3つを備えているものを脳卒中と呼ぶこととしていたが、現在では、広く脳の循環障害によって精神・神経症状を起こしたものを指すようになっている。俗に中氣、中風と呼んでいるのもほとんど同じものと考えてよい。

## 血管を収縮させるもの

脳卒中という病氣の実体は、脳の血管障害である。脳の血管が若さを失い、モロくなって破綻したり、血管が塞がって栄養や酸素が行き渡らなくなるために起こる。

それでは、なぜ脳の、あるいは脳へ行く血管は詰まるのだろうか。脳血管の老化は、高血圧や糖尿病などで、動脈が硬化氣味になっていると起こりやすい。身体が動脈硬化を起こしやすい状態になると、心臓や腎臓とともに、脳にもきわめて動脈硬化が起きやすくなるのである。また、そのように動脈硬化が起きやすくなっているときは、たいてい血液の粘稠性が高かったり、循環が悪くなっているもので、血液は血管内で凝固して血管を塞ぎやすくする。

というわけで、動脈硬化が進行すると脳卒中になりやすい。そこで、まず動脈硬化症について若干説明を加えておこう。

精神的、肉体的にかかわらず、ストレスを受けると、われわれの身体は緊張し、自律神経が興奮してアドレナリンの分泌が高まる。このアドレナリンは血管を縮める働きをもっている。また、タバコのニコチンもアドレナリンの分泌を促進して、同様の結果を招く。このように血管を異常に収縮させる条件は動脈硬化を招く因子である。とはいえ、それは真因とは言い難い。というのは、ストレスやニコチンによって血管が収縮したとしても、血管の機能が正常でありさえすれば、すぐに復元するはずだからだ。だから、その復元力（弾力性）を失わせている条件こそが問題と言えよう。

動脈硬化を起こし、血管の弾力性を失わせる最大の原因は精白食品の多食だ。とくに甘いものの過食が真因なのである。白米、白砂糖などの精白食品を摂ることによって、血液中の糖度が急激に上昇し始める。

この急激に上昇した血糖値を抑える役目をしているのが膵臓で、そこから分泌されるインシュリンというホルモンである。

また、インシュリンは脂肪代謝とも深い関係をもっているため、膵臓氣能が衰えてくれば、脂肪代謝が円滑に行なわれなくなり、細胞中に変性した姿となった脂肪が残るようになる。これが動脈硬化の大きな原因なのである。

一般に動脈硬化というと動蛋食によるコレステロール沈着だけが問題にされがちだが、精白食品も負けず劣らず危険なものだ。

今の日本人の平均的な食生活は、白米ご飯を主食として、副食は肉、卵などの動蛋食品を中心にして、味つけにたっぷりの白砂糖を用いる……というもので、白米・動蛋食品・白砂糖の3本柱から成り立っている。こんな食生活が続けられている限り、今後もこの脳卒中をはじめとした血管・心臓病は、ふえることはあっても減ることは決してないであろう。

## 脳卒中の起こるわけ

脳卒中には、脳梗塞（脳軟化）、脳出血、クモ膜下出血などがあり、いずれも脳の血管が障害されるために、意識が侵されたり、知覚障害が起こる。脳卒中で代表的なものは脳出血（脳溢血）と脳血栓、および脳塞栓の3つだ。

脳出血は脳に分布している動脈が破れるもので、その時の出血で脳細胞は破壊され、いろいろな障害を引き起こす。

脳血栓は脳動脈が血の凝血塊によって詰まったり狭くなったり、そこから先の脳の栄養が害されるもの。

脳塞栓は心臓の中などでできた血の塊が脳に運ばれて、そこの血管に詰まって起こるものである。

このほかクモ膜下出血は、脳実質を包んでいるクモ膜と、その下の柔膜の間に出血する。ものすごい頭痛や吐き氣が起こる。

一般に脳血栓と脳塞栓とは病態がよく似ているので、まとめて脳梗塞として扱われることが多い。かつて脳軟化といわれていたものだ。

脳出血は脳の血管が破れるものだから、ほとんど発作的に起こる。これに対し、血管が徐々に狭められたり、血栓が詰まったりする脳梗塞は、病変が徐々に進行するから、症状もそれに対応してあらわれる。したがって、初期症状も比較的穏やかだ。たとえば、朝目が覚めたら口がまわらなくなっていたとか、手足がしびれてきたとかいうケースが多い。

また脳出血は血圧が高まった時に起こりやすい。脳梗塞は血圧が特に高くなくても起こる。一方、低血圧者はどちらかと言うと脳梗塞になりやすい。

いずれにしても脳細胞がやられることに違いはないわけだから、脳出血も脳塞栓も結果的にはほぼ同じような障害に見舞われる。この代表的なものが半身不随だ。この半身不随がどんなカラクリで起こるのかを簡単に見ておこう。

まず、われわれの身体の神経系統は３つに大別できる。

**①自律神経系**―意志によって動かすことのできないもので、内臓や腺などに分布している。

**②錐体路系**―自由意思による運動を可能にしている。顔の表情を作ったり、手足を動かしたりする。

**③錐体外路系**―主に全身の機能のバランスをとる働きをする。

脳卒中は、このうち錘体路系に異常が起こると、半身不随となるのである。

錐体路系は、まず大脳皮質の神経細胞にはじまる。ここから約１００万本の神経繊維が出ているが、それらは次第にまとまって束となり、内包という部分を通り、中脳↓橋↓延髄を走った後、顔や舌、腕、脚などへ達する。延髄では延髄錐体というところを通過するので、錘体路の名称がつけられた。

また、延髄の下端で左右が交差して反対側にまわる。このため、左大脳半球から発せられた命令は右半分に伝えられる。反対に右大脳半球からのものは、左半身に伝えられる。このため、もし出血や硬塞の起こったところが左半球なら右半身の運動が障害される。すなわち半身不随になるわけだ。

## 体質の立て直しが第一

脳卒中は「ある日突然に起こる」病氣として恐れられている。だが、原因となるものは、必ず数年以上前から徐々に積み重ねられているものである。その代表は肉食過剰だ。肉食過剰は血液を酸毒化し、粘稠度を増す。その一つのあらわれとして高血圧になりやすい。それから、ストレスも重要な因子の一つ。

したがって、誤った栄養知識と経済競争の中で、肉食とストレスの両方の影響を最も強く受けている働き盛りに、発病者が激増するのも自然の道理といえよう。突然死や半身不随に見舞われるのが嫌だったら、悪食と過剰ストレスを日常生活から極力追放しなければならない。

脳卒中は脳の循環に異常が起こる病氣だけれど、そういう異常状態を引き起こすのは、体質が悪化しているせいなのだ。したがって、脳卒中を確実に防止するためには、体質の建て直しが必要なのである。

そのために、まず必要なのは、食生活の改善を図ることだ。玄米・菜食中心食に切りかえるのである。すなわち、主食は小豆、黒豆、ハト麦などを混ぜた玄米ご飯で、副食は野菜に海藻、きのこなどを加え、ごま油、オリーブ油、みそ、しょうゆ、自然塩などを調味料とする。大豆製品、梅干しなども積極的に摂るようにする。そして、カキ、ヨモギ、イカリソウ、ドクダミなどの薬草茶を、お茶代わりに飲むとよい。

ヨード、カルシウムを多く含む食事は、血液を浄化し、脳と血液循環をよくする。ビタミン

C、P、リノー酸を含む食品は脳の血管の硬化を防止する。これらの有効成分が、以上のような食生活にしたとき、最も効果的に補給できるのである。

ちょくちょく頭痛やめまいがあり、それに伴って知覚麻痺が起こるようなら、まず脳卒中の前ぶれと考えてよい。大急ぎで食生活の全面改善をおこなうことで、発作を防止でき、何の障害も残さず治癒させることも可能である。

# 5　心臓病について

## 心臓の働きと構造

文明病と呼ばれる病氣の代表は血管・心臓病である。もともとわが国において、動脈硬化症、高血圧症、脳卒中などの血管病こそあれ、心筋梗塞や狭心症などの心臓病は珍しい病氣であった。それが食生活の欧米化によって、肉・卵・牛乳などの動蛋食品の摂取量が増えるとともに、心筋梗塞や狭心症などの心臓病が急激に増加してきた。

これら心臓病は軽度でも日常生活には大いに支障を生じるし、ある程度以上、病状が進行すると常に突然死に見舞われる危険性が大となるから、慢性病の中でも特に困った存在といえる。

ところで、心臓病について述べる前に、心臓そのものについて若干の説明を加えておこう。心臓は全身の組織へ血液を送り出すポンプの役割を果たしている。だから、全身の組織活動が順調に行なわれるかどうかは、心臓の機能状態と密接なかかわり合いを持っているわけだ。心臓は一時も休まず働いているものだから、もし、貧血や動脈硬化などがあって、血液性状や血管機能に異常がある場合、また身体に過剰なストレスがかかった場合は、予想外に負担の大きくなるものだ。従って、こんな状態が長く続くと、心臓は過労に陥ってしまう。

ふつうの体格の人の血液量は、約5～6リットルであるが、その全血量に等しいものが、約1分間に心臓から押し出される。すなわち、1日に心臓が扱う血液量は、9500リットルにも及ぶ。

心臓は筋肉の壁からできている袋であり、この筋肉は巧妙に幾重にも織りなされた特別なもので、血液を浅く圧搾し、絞りだすことができる。

握りこぶしほどの大きさで、重さは約300g。身体への固定は心臓上部から出ている太い血管でなされ、左の乳の方へ向って斜めに胸腔内にぶらさがっている。

また心臓は、血液を通さない隔壁で左右の2つの部分にしきられており、さらにそれぞれが上下2つの室に分れている。左側は、上から左心房、左心室、右側も同様に右心房、右心室の計4つの部屋になっている。心房は静脈から血液を受け、心室は動脈を通じて血液を送り出す。

発生学的に見ると、心臓は血管の一部がふくれ出してできたものである。それはこういうことである。はじめ血液は、細胞と細胞との間の道なき道を流れていたが、やがて定まった道を通るようになり、循環器としての血管が作られるに至った。

それとともに、血管の一部が筋肉性のポンプ（心臓）となり、血液循環を促すようになったのである。このポンプがとりつけられるようになったのは、系統発生的に見ると、脊椎動物になってからだ。

しかも最初は、1心房1心室（魚類）の簡単なつくりのもの。それが次第に進化して、2心房1心室（両棲類）となり、鳥類に至って、4つの部屋を持った心臓が出現したのである。

## 動悸・息切れは最初のサイン

生命活動にとって重大な役目を果たしている心臓であるが、健康な人はふだん心臓がどこにあり、どのように働いているかなどということは考えてみようともしない。

だが、駅の階段を登ったり、坂道を歩いた時などに、動悸や息切れを覚えると、はじめて「自分の心臓は異常なのではないか」と疑問を持ったりする。このように動悸や息切れは、心臓の存在を氣づかせるものであり、心臓の異常を教えてくれる最初の症状である。

ふつう動悸を感じるのは、心臓の働きが亢進した時で、激しい運動をすると脈が速くなるとともに、胸がドキドキしてくる。また、それまで規則正しく打っていた脈が、突然ドキンと大きく打ち、その後、ふつうよりゆっくりと打つ……といった状態の時にも、動悸を感じるものだ。

以上のことから、動悸は脈の打ち方が正常でない時に起こるといえる。すなわち、心臓の収縮状態がふつうと異なっている時に、動悸という現象があらわれるわけだ。

一方、息切れというのは、空氣中から取り込むべき酸素が不足しているという感覚に、意識して呼吸をしているという感覚が合わさった自覚症状だ。つまり広い意味の呼吸困難だが、一般に息切れという言葉は、その程度が比較的軽いものに対して使われる。

たとえば、激しい運動をした後とか、妊娠している時、あるいは階段を駆け上がった時などに起こるものをいう。これに対して、家の中をちょっと歩いたくらいで、あるいは特別身体を動かしてもいないのに息苦しくなる……というのは、息切れの程度が強いわけで、これは呼吸困難というべきだろう。

健康な人でも激しく身体を動かした時は息切れを起こす。全身の細胞が激しく機能するわけだから、大量のエネルギーを要求する。このエネルギー生産には、それ相当の酸素が必要で、この酸素をまかなうために激しい呼吸をする。

ふつうの呼吸では、1回に約500ccの空氣が肺に出入りするが、激しい運動をした場合は、これが6～7倍にも増大する。それにともない、心臓の拍動も早まり、酸素を大量に、早く、組織に送り届けようとする。その際、必要量に比べて酸素の取り込みが不足すると、息切れが起こる。息切れは、一般に若者より高齢者が、やせた人より太った人が、運動している人より運動不足の人が、早く感じる。また、個人においても、体調の悪い時は良い時より早く感じるものである。

この他、息切れという現象には肺活量とか、血液（赤血球）が酸素を取り込む能力とかいった要素も関係している。

いずれにしても、息切れしやすいのは好ましい状態ではない。

## 障害は潜行する

心臓の中には、いつもたくさんの血液が入っている。だが、心臓自体は、栄養物や酸素をその血液からは受け取らず、心臓を取り巻いている心嚢の血管から供給されている。この冠状動脈に異常が起これば、心筋そのものの機能が混乱するから、心臓は決定的な障害を受ける。

動脈硬化が起きやすい状況が生まれると、身体の他の部位に先駆けて心臓の血管に動脈硬化が起きやすくなる。冠状動脈に動脈硬化が起こると、動脈の壁は厚くなり、内腔が狭くなって、心筋への血液供給が不十分になる。その程度が比較的軽いものが狭心症であり、動脈の内腔がほとんど閉塞するまでに進行したのが心筋梗塞なのだ。

冠状動脈に動脈硬化やそれにともなう狭窄が起こると、血行が悪くなり、心筋は酸素欠乏になる。これを放置すると、ついには心筋は壊死に陥る。

心臓障害によって死亡するのは、心臓の細胞に壊死が生じ、新鮮な血液を十分に送り出せなくなるために、全身の組織が窒息を起こすからだ。

ところで、壊死とは、局所的に細胞の働きが停止し、崩壊すること。細胞が活動するためには、酸素が十分に送り込まれ、栄養物を供給されて、さらに活動の結果、細胞内に生じた老廃産物を速やかに除去することが必要だ。それらの働きのうち、どれかひとつが欠けても、細胞は正常な働きができなくなってしまう。

ただし、細胞の活動にとって不利な条件が加わり始めてから細胞が壊死に陥るまでには、一般に考えられているよりもずっと長い道のりがあるものである。組織臓器の働きはチームワークがうまく行われているもので、不利な条件が加わっても互いに補足し合って、やるべき仕事を極力やり遂げようとするからだ。

心臓も例外ではない。冠状動脈が異常収縮して血液量が減少したり、有害物が作用して出血したり……また血液性状が混乱して、血液の酸素運搬力が低下したり、血栓をつくったり……というように、心臓に不利な条件があっても、すぐさま全面的な機能不全に陥るということはない。だが、そんな変則的なことは長続きするはずがない。無理がシワ寄せされたところからホコロビが生じる。

## 炎症と痛み

心臓病には、いろいろな種類がある。たとえば、子供の時には、先天性心臓病やリウマチ性心臓病があり、大人になると、子供の時かかった心臓病の後遺症として心臓弁膜症、高血圧が原因で心肥大を起こし、ついに心不全になる高血圧性心臓病、冠状動脈の動脈硬化による冠状脈疾患、つまり狭心症や心筋梗塞症などがある。

**心筋梗塞**　心臓を養う冠動脈の一部の血液の流れが途絶えるために、その部分の心臓の壁が腐る病氣だ。これは、一般に動脈硬化のすすんだ高齢者に多いが、最近では青年層にも増加しつつあり、女性より男性に多い。

**狭心症**　前胸部に発作的に苦痛の起こる病変を総称して狭心症という。これは、例えば、胸が締めつけられて息が詰まるような絞扼《こうやく》感、胸が強く押さえつけられてつぶされるような圧迫感、胸の中が焼けつくような灼熱感などを覚えるものである。

軽度の場合はふだんは何の症状もないが、坂道を急いで登ったり、大変に興奮したりした時に、心臓部の激しい痛みと圧迫感に襲われる。痛みは、肩、背中、左腕に放散し、顔面蒼白となって冷や汗を流す。

**心臓弁膜症**　心臓の弁膜が悪くなったり、ひきつれたりして、開閉がうまくいかなくなったり、弁が癒着して狭窄が起こる疾患である。リウマチによって炎症が起こったり、動脈硬化があると起こりやすい。ちょっとした運動や階段の上り下りにも動悸や息切れを感じるようになる。

**心臓喘息**　心臓障害がもとで呼吸困難を起こす病氣である。主に、心臓弁膜症や狭心症、高血圧によって、心不全や肺のうっ血をきたす結果、呼吸困難が引き起こされる。

**ポックリ病**　突然に心不全が起こって死亡するものをポックリ病という。心不全とはわれわれの身体の各臓器に必要な血液量を送ることができなくなった状態をいう。

ただし実際には、心臓は徐々に弱ってきていたのだが、その進行状態がわからないために、突然に障害が起こったように見えるだけである。突然死を招くのは、主に自律神経失調や精神的ストレスが引き金となる。

また、年齢とは関係なしに、不整脈も一種の心臓病としてあげられる。

**不整脈**　正常でない打ち方をする脈を総称して不整脈というが、この不整脈があらわれるのは心臓収縮のリズムが乱れるためだ。

たくさんの種類があるけれど、多く見られるのは、突然ドキンと大きく打ったり、普通よりゆっくり打ったりする期外収縮、発作的に早鐘のように脈を打つ発作性頻拍症、周期性がなく、まったくでたらめに脈を打つ心房細動、脈が時々とぶ房室ブロックなどである。ただし、この不整脈は心臓の重大な疾患に結びついていることは、むしろ少ないので、あまり心配はいらない。

以上が主な心臓病である。いずれの種類の心臓病であっても、組織的に見ればすべて、炎症が引き起こされているのである。ただ炎症のタイプが違っているので、ある場合は余計な水分が細胞内に入り込んでいるのが目立って、組織が腫大して硬くなっていたり、またある場合は、脂肪変性が顕著になっていたりする。そして、そのまま放置すれば、いずれも終局的には壊死に陥ってしまうのである。

心臓の組織に炎症が起こり始めた時に、一般に見られる症状は心臓部の「痛み」である。

狭心症を例にとってみよう。狭心症ではその痛みが発作的にみぞおちから胸部中央、さらに心臓部にかけて起こり、心臓が締めつけられるような苦痛を覚える。時には、左肩や左手の方まで痛みが放散することもある。発作時間は人によってまちまちだが、一般には比較的短くて(1～2分または20～30分)坂道や階段を上がる時に急に起こり、歩くのを止めるとまもなく痛みも消える、といった起こり方をする。

この狭心症発作は、ふだんよりちょっと強い刺激が心臓に加えられることがキッカケとなって起こる。たとえば暖かい部屋から急に冷たい戸外へ出る、精神的に興奮する、といった事柄だ。心臓が弱っていると、それだけ感受性が強くなっているのである。

## 心臓病の予防と治療

もともと丈夫に作られている心臓は、よくよく悪い条件がなければ、壊死など起こるはずはないものである。特に絶え間なく収縮と弛緩を繰り返して運動をしている器管は、組織のマッサージをしているようなもので、血液循環も促され、物質代謝もスムーズに行なわれるから病氣になりにくい。

だが、そのよくよく悪い条件が、現代日本人の普通の生活の中で生み出されているから問題なのである。

現代日本人は、白米・肉食をしているが、とくに肉食（動蛋食）は心臓にとって有害なのだ。肉食をしている欧米人に心臓病が多いのは、何よりの証拠であろう。そして、最近になって日本人に心臓病が急激に増えてきているのも、食生活の洋風化にともなって、肉・卵・牛乳が盛んに摂られるようになったためである。

すなわち、動蛋食をすると大量の酸毒成分が生み出される。この酸毒成分は脳血管や肝臓、腎臓といった重要臓器とともに心臓をも著しく障害するのである。

肉や卵、牛乳などの動蛋食品によって生じる酸毒成分を、野菜食によって完全に中和・解毒するということは、実際問題として不可能なことだ。

どれだけの野菜でどれぐらいの酸毒成分の中和・解毒ができるのかわからないし、もしわかったとしても、必要な野菜の量は厖大なものになるはずで、とても胃袋が持ちこたえられないだろう。けっきょく、酸毒成分の害から逃れるには、日常の食生活を玄米・菜食に切り変える以外に方法はないのである。

一方、心臓病を治すには、酸素結合力の強いしっかりとした質のよい血液をつくって、冠状動脈の若返りをはかるとともに、心臓組織の蘇えりをはからなければならない。

そのためには動蛋食品、白米、白砂糖、精製塩をやめ、玄米・菜食に切り変えた上、ミネラル、ビタミン、酵素などの微量有効成分を十分に補給しなければならない。
食事療法をする上で特に氣をつけたいポイントは次の3つ。
①動蛋食品をやめること。②酵素成分をたっぷり補給すること。③薬草茶を常用すること。
心臓病は高血圧症、肥満、動脈硬化症、糖尿病の人に多いが、玄米・菜食で消化機能が健全になるとともに、これらの障害も取り除かれ、心臓機能も正常化してくる。

また、病変細胞と健全細胞を入れ変えるためにも、心臓機能を高めるためにも、酵素活性が高められることが不可欠。心臓の正常細胞の同化力は強められ、健全な細胞を新生させるようになる。

酵素活性を高めるには、健康食品の酵素を摂るのが最も確実で有効な方法だ。合わせて、胚芽、葉緑素、および本物の味噌、醤油、納豆などの、生きた酵母がたくさん含まれている食品を積極的に摂ることが望ましい。

薬草茶は、ドクダミ、ハブソウ、オオバコ、ゲンノショウコを主体にしたものがよい。

これらの薬草は狭心症にたいへん効果的に作用する。薬草茶として調整したものを利用すれば手軽だ。季節に関わりなく利用できるし、飲みやすい味になっている。好みの濃さに煮出してお茶代わりに1日何度飲んでもよい。

# 6　胃の働きとその養生

## 胃液の分泌と蠕動運動

胃は、口から食道を通って送られてきた食物を一定の時間ためておき、徐々に十二指腸のほうへ送り出す役目をしている袋のような形をした器官で、その働きには、胃液の分泌と蠕動運動がある。

胃液は、胃壁にある分泌細胞から分泌されるもので、塩酸、蛋白分解酵素ペプシンと、胃粘膜の表面をおおって保護する粘液が合わさっている。過酸あるいは低酸というのは、胃液中の塩酸が多いか少ないかをさしていうのである。

胃袋は、伸縮自在の丈夫な袋であって、健康な人では、胃がカラのときは縮んでいて、ほとんど管に近い形のものとなっている。食物が入ってくると、それは次第に押し広げられて、ふくらみ、ちょうど釣り針を垂れたような形となる。

胃がカラのときでも、蠕動運動はつづけられ、その速度は毎秒0・2～0・6㎝である。食物が腸のほうへ送られるのも、この蠕動運動によるのだが、その波の強さは胃のふくれ具合によって異なる。波が最も強くなるのは、胃のふくらみ具合のほどよくなった時、つまり、胃が満腹時の2割ぐらい余裕をもっている状態のときである。腹八分目が健康のためによいというのも、このことからいわれることであって、このときが蠕動波は最も強く、胃液の作用も最もよくゆきわたるのである。満腹状態になって、胃袋がパンパンにふくれてしまうと、蠕動はかえって弱くなってしまう。胃がもたれるというような症状がおこるのもこうしたときで、この状態が続くと食物は発酵し、その結果生じた酸で胃の粘膜が刺激され、吐き氣や嘔吐などをおこす。

胃袋の蠕動は、胃壁内にある神経細胞を中枢として、「粘膜内反射」がおこるためで、胃の中に食物が入ると蠕動が強められるのは、その食物によって粘膜が引き伸ばされ、その刺激を神経細胞がキャッチするためである。この他に、胃壁から分泌される塩酸や、ニンニク、ニラ、ネギ、タマネギ、ダイコン、ワサビ、カラシ、ウメボシなどの食物によっても蠕動は促進される。こうした食物を上手にとり入れて、胃の働きを強化するのに役立てるのも、ひとつの知恵である。

また逆に、小腸や大腸に刺激が加わっているときは、蠕動は弱められる。たとえば、腸内ガスで腹がふくらんでいるときや、痙攣性の収縮をおこしているときや、膀胱が充満して大腸が圧迫されているときなどは、胃の運動は弱まる。これは、胃に「筋肉内反射」がおこって、筋収縮の抑制がおこるからである。

胃液の分泌はふつう3段階を経ておこなわれる。第1は条件反射によるもので、おいしそうな食物をみたり、匂いをかいだりすることで胃液の分泌が始まる。第2には食物が胃に入ると、それによる機械的、化学的刺激で分泌が高まってくる。第3は胃の内容物が十二指腸へ移行を開始することによる分泌促進である。このようにして胃液の作用を受けた食物のうち、消化しやすいものは早々と腸へ送られていく。だが、消化しにくいものは胃の中に長時間引き止められて、じっくりと胃液の作用を受けることになる。

## 日本人の胃病の原因

貼り薬、ビタミン剤、胃腸薬が日本人の愛用する薬のベストスリーといわれるように、日本人に胃病が多いことは周知のとおりである。統計では、日本人のかかる病氣の20％は胃病という結果がでている。

この原因としてはいろいろなことが考えられるが、最大の原因は食生活の間違いだ。とくにミネラルや酵素、ビタミンなどの微量有効成分の欠乏は大きなダメージを与える。すなわち、白米、白砂糖、動物性蛋白質の常食によるものである。そして、胃が悪いと慢性的な便秘になり、肩こりや首すじの凝《こ》りがおこりやすくなる。

病氣に「よい病氣」などというものはあるはずがない、胃病にかかることは人体にとって、とりわけ不都合なものである。生命力そのものが弱められ、強健な身体、旺盛な生活力というものが失われてしまうからだ。

精神的なストレスは、慢性病の誘因として重大な要素であるが、胃の病氣にその典型的な例がみられる。胃は原始的な器官であるため、自律神経とのかかわりあいが緊密で、感情の動きにすこぶる敏感だ。現代人は管理社会の中で神経をすりへらし、公害不安、社会不安におびえて、たえず感情を激しく動揺させながら生活することを余儀なくされている。そのため、精神的ストレスがおきやすいわけだが、それによって自律神経のバランスがかき乱されると、胃の蠕動が正常におこなわれなくなったり、胃液の分泌に過不足を生じるようになる。日頃、胃の調子が悪いといっている人たちには、神経質な人や、イライラしやすい人が多く、実際、胃潰瘍の約75%は神経的なもので発病している。最近はガン・ノイローゼによって神経の調節異常をおこし、ちょっとした胃のもたれや膨満などの異常感をも、ガンのためではないかと氣にする人が多い。こんなことを続けていると、本当に胃病になってしまうから要注意だ。

ところで、なぜ胃に潰瘍ができるのかということについては、まだはっきりとは解明されていないが、一般には胃内に入ってきた食物を消化するはずの胃液が、胃袋まで消化してしまうためといわれている。このような異変がおこるのは、胃袋の緊張状態がつづき、抵抗力が弱まったとき、つまり、ストレス過剰となったときにおこりやすいと、一般には説明されている。

ところで、ストレスそのものがわれわれの生理にとって悪いというわけではない。ストレスが弱くなりすぎても健康にとってはマイナスなのだ。よい例が無菌ネズミである。無菌状態で育てたネズミは、ふつうのネズミに比べて、病氣に対する抵抗力は何百分の一というところまで低下してしまう。

われわれ人間も、騒音の全くない暖かな部屋で、フカフカのソファにゆったりと腰をかけて読書などをしていると、眠氣を催してくるものだ。心身を活発に働かせるためには、適度のストレスが必要だ。適度のストレスによって、適応能力は訓練を受けることとなり、その機能は強化されるのである。

しかし、客観的にみて、「適度なストレス」などあるはずがない。自分自身の体でストレスを適度なものにして受けとめる以外にないのだ。健康と積極性が各種各様のストレスを自分の体にとって適度なものにしてしまうのである。

## 頭で食べることが大切

胃を丈夫にするためには、「頭で食べる」ことが大切である。つまり健康を保つためには、どんな食物をどれだけとるのが適当かを正しく知って実行することだ。「好きなものを好きなだけ食べるのが体にいちばんよい」と反論する人たちがいる。野性の動物は、自分の食べたいものを好きなだけ食べて天寿を全うしているというのが、彼らの根拠なのだ。確かにその通りである。しかし、われら人間には高い適応性があり、たとえ、食物としてふさわしくないものを食べても、すぐには影響がでない。そのため目先のきれいな有害食品にも食指を動かしやすい。

われわれの体は、自分の体が必要とする有機成分の多くを合成する働きを備えているが、その機能が完全に働くためには、その素材となる食物をとり入れなければならない。ミネラルや酵素などの微量成分が欠乏していたり、有害な化学物質の混入している食品では、その働きをなさない。つまり、好きなものを好きなだけ食べるという本能まかせの食事法では、ほんとうに健康にはなれないのである。真に「頭で食べる」ためには、ヒトと食物の関係について正しい知識をもつことが不可欠であり、それには正しい自然食の知識を身につけなくてはならない。

## 胃病の2つのタイプ

胃の病氣は多くの種類があるが、大きくは2つに分けられる。1つは胃アトニータイプであり、もう1つは胃酸過多タイプである。

胃アトニーとは、胃の筋肉の緊張が弱くなって、胃の運動が低下した状態をいい、胃下垂症をともなうことが多い。このタイプの人は一見して「胃が悪いナ」とわかるタイプである。すなわち、やせていて、顔色も青白く、どことなく陰氣で弱々しくみえる。食物をこなし、腸のほうへ送り出す力が弱っているため、胃のもたれや食欲不振に常に悩まされ、食後に胃痛がおこりやすい。また、神経質な人が多く、低血圧、冷え症、便秘などをおこしやすい人である。

一方、胃酸過多は細胞機能が異常に高まった時におこる現象であり、胃酸の分泌が異常に多くなる。胃酸過多タイプは、外見的には健康そのものにみえる。顔色もよく快活で、とても胃が悪いなどとは思えない。しかし、症状としては胃酸の分泌が多すぎるために、胸やけや吐き氣に悩まされ、口の中も荒れやすくなる。胃の痛みは空腹時におき、食事をするとおさまるのも大きな特色である。

けっきょく、胃がなまけがちなものと、必要以上に働きすぎるものとの違いで、体質的にみた場合、前者はどちらかというと陰性体質者におこりやすく、後者は陽性体質者におこりやすい。したがって、食事療法もそれぞれの体質的なかたよりの是正がポイントになる。

胃アトニータイプは、根菜類を煮たり、炒めたりしたものを副食の中心とし、主食の玄米とともに、十分咀嚼して食べること。水や清涼飲料水、果物などはなるべくひかえ、代りに薬草茶としてハブソウ、オオバコ、ドクダミなどを煎じて、毎日飲むようにする。胃酸過多タイプは、葉緑素や葉菜類など炎症を治す効果のある食品をつとめてとるようにする。

消化機能が低下しているので、胃に大きな負担をかける動物性食品は極力ひかえるとともに、胃粘膜を刺激する繊維の硬いもの、たとえばゴボウ、セロリなどは避け、消化しにくい、いか、たこ、貝類などもやめたほうがよい。刺激の強い香辛料、コーヒー、濃い日本茶などは避け、梅生番茶やミネラル水を適当にとるようにする。

※梅生番茶…熱い番茶（茎6、葉4の割合に入った3年ものの番茶がいちばんよい）に、梅干1つと醤油を数滴入れ、梅肉をほぐしながら熱いところをフーフー吹きながら飲む。

※ミネラル水…良質の井戸水の場合はそれを使う。水道水の場合は米寿庵セラミックを入れて3昼夜ほどおいた水（ミネラル水）を使う。三年番茶は自然食品店で売られている。

# 7 頑固な痔を治す法

## 痔は肛門部のうっ血

お寺に行くまで（つまり死ぬまで）治らないところからその名がつけられたといわれるほど、痔は治りにくい病氣とされている。

また、「4人にひとりは痔にかかっている」とか、「成人男女の半数以上に痔の傾向がある」とか言われている。昔も今も日本人にはとくに多い病氣で、「色氣と痔の氣のない人はない」という。〃一億総痔ぬし説〃もあるくらいだ。

とはいえ、痔という病氣がとくに治りにくい病氣、というわけではない。病氣が治るか治らないかは、治し方次第なのだ。真因を知って、正しい治療法をおこないさえすれば、必ず根治できるものなのである。

肛門は、胃↓小腸（十二指腸、空腸、回腸）↓大腸（盲腸、結腸、直腸）と続いてきた消化管の終点に位置している。人間は直立姿勢をとっているから、もともと肛門部はうっ血のおこりやすい状況にある。

だから、肉、卵などの動蛋食品、白米、白砂糖などの精白食品を常食して、血液を酸毒化させて血流を悪くしたり、組織をゆるませたりする条件を与えておれば、肛門部の病変は非常におこりやすくなる。白米、肉、白砂糖を多食している現代人は、だれもが痔になりやすい要素をもっているわけである。

肛門の内部は痔輪という輪状の高まりを境に、それより上部が粘膜、下部が皮膚になっている。この粘膜の表面近くに静脈が約3㎝くらいの幅で、網目状に密に分布しており、ここにうっ血がおこると痔になる。

痔輪の外には、二重に肛門括約筋がとりまいて、腸の開閉を行なっている。内側の括約筋は、内臓を構成している筋肉と同種のもので、意志に関係なく、排便反射によって開く。だが、外側の括約筋は手や足を動かすものと同様に、大脳の指令通りに動く。

静脈血は、この肛門部から心臓へ帰らなければならないわけだが、心臓までの数10㎝もの道のりを重力に逆らって昇らなければならない。しかも「弁」がない。ふつうは、身体の表面近くを流れている静脈には「弁」があって、血液の逆流を防いでいる。

その静脈の流れが悪くなり、うっ血がおこると、静脈の一部が腫れる。その部分が大変弱くなるので、排便の際の圧迫や摩擦で破れやすくなる。

この出血が痔の主要病状で、医学的に痔は「ヘモロイド」というが、これは「出血する」という意味を持つ。便器が真っ赤になったりするのでびっくりしてしまうが、痔の出血はそれほど恐れなくてよい。

多くは局部的に血圧を調整するための出血だから、うっ血を解消しさえすれば自然に出血しなくなる。猛烈な痛みがおこるのは、うっ血に引き続いて炎症がおこるためだ。痔と言われる病氣は、症状や形態の違いから、いぼ痔（痔核）、きれ痔（裂肛、痔裂）、痔瘻《じろう》の3種に大別されている。

いぼ痔は直腸や肛門のまわりの血流が悪くなり、静脈がうっ血したもの。これはできる場所によって、内痔核と外痔核に分けられるが、前者の方が断然多い。なお、内痔核が肛門の外に出てしまったのが脱肛である。

内痔核は肛門内や直腸下部にできるもので、普通は外から見えず、肛門鏡を使って肛門を開かないと見えない。肛門部の静脈の血液は腹の中の門脈という血管を通って肝臓に向かうが、手や足の静脈と違って、血液の逆流を防ぐ弁が門脈にはついていない。したがって、立った位置でも、座った位置でも、肛門部の静脈はもっとも高い血圧を受けて、静脈瘤をつくりやすい。

### 痔の症状

とくに便秘がちの人、およびこの部位に弱点のある人が妊娠した場合などは、腹圧の高まりが、ストレートに肛門の静脈圧を高めることになる。それはまた同時に、激しい出血をおこす条件でもある。また炎症がひどくなると、猛烈に痛み、歩くことも座ることもできなくなる。

一方、外痔核は、内痔核に比べると数は少ないが、肛門のふちにできるものである。これは肛門の皮膚と外括約筋の間にできる静脈瘤で、平たく盛り上がったこぶとして肛門の外に見える。ふつうは内痔核ほど痛くないけれど、炎症がおこると強い痛みがおこる。たいてい数日で軽快するけれど、根治療法をおこなわなければまた新しい外痔核ができる、ということを繰り返す。

きれ痔は、肛門部の皮膚や粘膜にできる裂創で、極めて痛みが激しいのが特徴。組織が弱くなっている時に、硬い便塊の通過によって生じるもので、非常に治りにくい。内痔核のような多量の出血はないが、排便時の激痛のために括約筋は痙攣をおこすこともある。排便をこわがるために便は一層硬くなって、ますます悪化させてしまう。

このきれ痔は、男性ばかりでなく女性にも相当見られ、若い人にも意外と多い。軽度のものや新しいきれ痔は割合に治しやすいものだけに、根本療法をしないで、繰り返し切れていると、潰瘍になっていよいよ治りにくいものとなる。

もうひとつは痔瘻。肛門部の粘膜にはポケット状のくぼみがあり、汚物がたまりやすい。しかもここには肛門腺があって、便のすべりをよくするための粘液を分泌している。そんなわけで、この部に炎症がおこると、細菌の発生・増殖を招きやすく化膿しやすい。すなわち、肛門部の粘膜に化膿性の炎症がおこると、膿瘍と呼ばれる状態になる。それが痔瘻なのだ。結核体質の人がかかりやすいものだ。

痔瘻それ自身の症状は軽いが、痔瘻からは膿汁、粘液の異常分泌出血がいつまでも続き、下着を汚して、非常にうっとうしいものだ。痔瘻は切開して膿を排出してしまわなければ治らないといわれるが、手術しても治らないものが多い。そこで、結核性の疑わしい人の痔には手をつけないほうがいいというようなことが外科医の間では言われている。体質を改善する以外に根治はできないものである。

肛門部の血行障害は、運動不足や寒冷によってもおこりやすい。だから長い間、座業をしたり、自動車の運転をしたりする人におこりやすく、季節的にみると、血管が収縮して血行が悪くなりがちな冬季に多くなるはず。

ところが、最近はそれ以外の場合にも同じように多くみられるようになった。もっと基本的な生理機能のレベルで血行障害が起こりやすくなっているのである。つまり、血液性状の混乱および血管の運動性減退で、血液自体が流れにくくなっているのだ。

原因は、白米・肉食の過食だ。この不自然な食生活は、血液を酸性化させて流れにくくするうえに、腸の機能を混乱させて便秘を引き起こす。すなわち、腸壁の細胞に必要なミネラルや酵素などが供給できないうえに、有害バクテリアの産生する毒素が作用して、腹は異常に収縮したり、逆に異常に弛緩したりする。そのため、便の移送がスムーズにいかなくなる。

なお、肉、卵の蛋白質と精白した炭水化物は、何よりも便秘を引きおこしやすい食物である。肉などの蛋白質は多大な負担をかけて腸を疲れさせてしまうし、炭水化物は化学的に純粋な姿になるほど腸壁にへばりつきやすくなるからだ。

この症状が、肛門部のうっ血に引き続いて痔をおこす強力な要因となる。排便反射がスムーズにおこらないため、腹圧を高めて押し出そうとする。しかも排便の際には、硬くなった便が直腸壁を圧迫するのである。

そこで、まず第一になすべきことは、便通を整えることである。毎日決まった時間に排便するよう、規則正しい習慣づけをするとよい。朝の忙しさに追われて、便意を抑えたりすると、正常な便意が起こらなくなって、便秘症を招いてしまう。朝、強い便意がおこるのが自然のリズムなのだ。

## 白米肉食による血行障害が原因

運動不足の生活では、胃腸の働きは不活発となり、ストレスの多い環境では、自律神経も不安定で、ますます常習性便秘に傾きやすい。極力体を動かすことも大切なゆえんだ。

ところで、運動というと、痔の場合には局所的な筋肉のトレーニングがとても効果的である。入浴の際など、肛門の全周にわたって、ゆっくりと強くマッサージすると、肛門部の血流状態は著しくよくなる。また肛門括約筋や肛門挙筋をきたえるために、肛門を意識的に閉じたり、ゆるめたりする運動もたいへんよい。これは通勤の電車や自動車の中でもできるし、立っていても座っていても、体を動かすことなく、人に知られずにできる運動であるから、ぜひ根氣よく続けて実行したい。

また、ふとんの中で、上を向いて寝たまま肩とかかとだけで体を支え、弓なりに反りかえって腰をうかせるようにする運動を繰り返すのもよい。体を浮かせた時には無意識のうちに肛門の筋肉や支持組織を収縮させることになり、局所の循環状態もよくなる。また腹ばいになって、肛門の近くの臀部を仙骨の上から続けて叩くのもよい。軽い痔核では、こういった運動を励行しているだけでも治ってしまうことが多い。

長時間の座業や会議、マージャン、ドライブなどは下半身のうっ血をきたしやすい。だから、このような機会の多い人は、とくに全身および局所の運動を心がけたい。

外科手術をすると早くすっきり治ってしまうように思われがちだが、決してそんなことはない。外科手術で治らないものも多いし、あとで肛門狭窄をおこす場合も少なくない。極力、外科手術は避けたい。肛門部はもともと汚れやすい部位であるから、それに耐えられるような強い組織につくられている。そこに炎症がおこったり、出来たキズが治りにくいというのは、体質的欠陥があるためである。

体質を改善すれば、どのタイプの痔であっても必ず治せるものである。体質を悪化させて痔をおこしやすくする代表的な食べ物は、白砂糖、動蛋食品。そして内容はともあれ過食も大敵。

これは抗ストレス力を著しく減退させることによっても、痔を発生・増悪させやすい。

### 玄米・野菜・海藻食で治る

体質を改善するためには玄米・菜食中心の食事に切りかえなければならない。とくに玄米の胚芽成分は何よりも血液性状の正常化に有効に作用するので、主食として玄米ご飯を食べることが絶対に必要。

副食は、山菜、海藻類、季節の野菜（根菜類および葉菜類）と魚貝類をとる。とくにひじき、こんぶ、わかめ、春菊、セリ、セロリ、ねぎ、ごま、ごま油。梅干はとくに有効な食品なので常食するようにする。また、果物は極力控えること。お茶代わりに、ハトムギ、ヨモギ、カワラケツメイなどの薬草茶を飲むことも大切な条件。また、胚芽、葉緑素、酵素、朝鮮人参、ローヤルゼリー、などの健康食品を用いると一層効果的である。

## 8　肝臓、腎臓病の養生

肝臓は横隔膜のすぐ下、右上腹部からみぞおちの上部に位置する大型の臓器である。その重さは、成人男子で1000～1500g、成人女子で900～1300gぐらい。心臓のように拍動したり、胃腸のように運動することもない「沈黙の臓器」であるが、物質代謝の中枢臓器として、次のような大きな働きをもっている。

①胆汁を生成し、脂肪の消化吸収を助け、血液成分の代謝を行う。②炭水化物、脂肪、ビタミンなどの栄養物いっさいの代謝を行い、血液成分の正常化をはかる。③肉食性の有害物質、化学物質、ニコチンなど、各種の有害物質を複雑な化学反応によって無毒化する解毒作用がある。④血清蛋白、血中ホルモンを一定に保つための調節作用を行う。

こうした重要な働きをもつ肝臓をわれわれ現代人は、少々酷使しすぎるようだ。したがって、肝臓はバテ氣味だ。肝臓機能の良し悪しは、その人のスタミナを左右するものである。最近日本人は根性がなくなったとか、バイタリティに欠けるとかいわれるのも、肝臓機能の減退と決して無関係ではない。

## 肝臓の働きと障害

肝臓の多種多様な働きは、すべて酵素の作用を借りた微妙な化学反応によって行われている。だから酵素の性状が変ったり、活性が低下したりすれば、反応は正常に進行しなくなってしまう。こんな現象は肝臓に炎症がおこったとき、すなわち肝炎のときに認められる。その場合は同時に、皮膚全体が黄色っぽくなったり、かゆみを感じたり、全身にむくみが出たり、身体のあちこちに紫色の皮下出血が現れる……といった皮膚障害が現れやすい、だから、この皮膚の病変を手がかりとして、肝臓障害のあることを知ることもできる。とはいえ、一般には肝炎はかなり進行するまで自覚症状のない場合が多く、そのために肝臓障害の終着駅といわれる肝硬変にまで進行させてしまう人が多い。肝硬変は、肝臓組織が「破壊―再生」といったことを長期間くりかえしているうちに、肝細胞の再生・成長が悪くなり、肝細胞同士をつなぐ役目をしている間質細胞が異常に増殖し繊維化して、その名の通り硬く縮んで凸凹の激しい変形状態になってしまったものである。

おなかに水がたまったり、腹部の静脈がふくれあがったりしてくれば間違いなく肝硬変である。こうした状態になれば、血液の浄化やエネルギーの生産などが十分に行われなくなり、身体は著しく衰弱してくるので、こうなる前にどうしてもくい止めなければならない。肝炎が前肝硬変状態に移行するときは、急に激しいだるさを感じたり、思考力や注意力の急激な低下を感じたりすることが多いから、発見の一つの目安になろう。

## 肝臓障害の正しい治療法

肝臓という臓器は予備力が大きいため、障害があってもなかなか症状を現さないことが多い。はっきりした症状がでたら、かなりの重症とみなければならない。高カロリー・高蛋白質の現代栄養学がまかりとおり、各種食品添加物の氾濫する現代だから、われわれは肝臓機能の正常化をはかる努力を意識的に行うことが必要だ。

一方、現に肝臓障害に苦しむ人はもう待ったなしだ。真に正しい治療法で、急いで確実に機能回復をはかるべきだ。幸い、肝臓はきわめて再生能力の大きな臓器であるから、肝細胞の機能が正常化すれば、新しく健康細胞をどんどん増加させることができる。

肝臓障害の正しい治療を行うにあたってまず必要なことは、十分に休養させることだ。消化吸収された栄養物のほとんどは、いったん門脈という血管を通って肝臓に送りこまれ、肝臓内で一定の処理をうけた上で全身の組織に送られる。肝臓は栄養成分のコントロールセンターなのだ。このセンターの負担を軽くしてやるためには、送りこむ荷物を極力少なくすること、負担を少なくして休養を与えることだ。そのためには節食、絶食もよいだろう。しかし、肝臓は胃腸などと異なって全面的な休憩をとることはできないから、より積極的、動的、実質的な休養が必要となる。

現在、一般に推奨されている治療法は薬物法、および高カロリー・高蛋白の食事療法である。これでは肝炎から前肝硬変への移行を助長するようなものであり、なまじ早期発見され治療を受けると悪化を助長し、寿命を縮めてしまうという結果になりかねない。薬物は、それが精神安定剤であろうがビタミン剤であろうが、合成した化学薬剤である限り、身体にとっては異物であり、必ず肝臓で分解処理作用を受けなければならないから、肝臓は大量のミネラルや酵素などを無駄に浪費させられてしまう。肝臓の負担を大きくし疲れを増すことはあっても、治療に役立つことは決してないのである。

また、肝臓病に高カロリー・高蛋白食がよいとされているのは、大量の障害を受けた肝細胞を早急に修復させるためには、それに必要な材料を十分に供給しなければならない、という考え方に基づいている。だが、これも大変な間違いだ。われわれはもともと穀菜食動物であるから、動物蛋白食品（肉、卵、牛乳）をスムーズに処理する能力を持ち合わせていない。つまり、動蛋食品をいくらとっても肝機能を回復させる力は生まれてこない。それどころか逆に、肉類の消化過程においてアンモニアなどの有害な中間産物が大量に生みだされ、それによって解毒器官である肝臓は大いに痛めつけられてしまう。

結局、健全な肝細胞をつくるためには、真の浄血食である玄米・菜食に切りかえる以外に方法はない。玄米・菜食は人間の生理に最もふさわしい食事であるから、順調に消化される。肝臓に余計な負担をかけることもなく、血液性状を正して肝臓機能を大いに強化するものである。ともあれ、主食に玄米、副食に野菜、海藻、少量の魚貝類を中心にすることがポイントだ。特にシジミの味噌汁は、シジミのビタミン$B_6$、$B_{12}$、ミネラル、味噌の酵母が肝細胞氣能の正常化に大いに役立つ。

## 腎臓のしくみとその働き

腎臓はそら豆に似た形で、大きさはにぎりこぶしぐらいである。ふつうは肋骨の内側で横隔膜の下のところに左右2個ある。心臓や胃腸のように動いたりすることのない肝臓同様、静かな臓器である。

この臓器の中には、毛細血管の球である糸球体が、片方だけで百万個もつまっている。この糸球体から、それを包むような姿になっているボーマン嚢という受け皿へ、いったん血液から蛋白質を除いたすべての成分が濾《こ》しだされる。この濾しだされた液（原尿）は細長い尿細管を通過する間に、水の99％、ブドウ糖はすべて、その他の尿と必要量だけは再び血管内に再吸収され、不必要なものだけが尿となる。尿は腎盂という腎臓内の空間に集まり、尿管—膀胱—尿道を通って体外に排出される。

また、腎臓は重要なホルモン臓器で、血圧を上げるホルモン、血圧を下げるホルモン、赤血球を成熟させるホルモンなどを出し、人体のエア・コンディションの役目をしている。腎臓はすべての臓器が働いた後始末も受けもっており、従ってここに故障が起きると必ずといってよいほど、他の臓器にも異常が生じてくる。しかし、腎臓にはたくさんのネフロン（糸球体と尿細管）が交互に働いているため、かなりの余力を持ち、ふつう3分の1が正常に働いていれば生命の維持に支障はないとされる。いろいろな腎臓障害が現れてくるのは、機能が20％以下になった場合といわれている。

主な腎臓障害には、血液を濾過して尿をつくる糸球体に炎症が起こる腎炎、糸球体と細尿管、すなわちネフロン全体が病むネフローゼ、腎臓にきている動脈が硬化する腎硬化症などがある。

腎炎では血尿、浮腫、高血圧などの症状が、ネフローゼでは大変に強い蛋白尿と高度の浮腫が起こる。

## 腎臓病の治療法

腎臓病では、蛋白尿、低アルブミン血症、浮腫、顔面蒼白、貧血、尿量減少などの諸症状がみられるが、最も特徴的なものは蛋白尿と浮腫だ。身体の中に異常に水分がたまり、そのために組織の働きに障害の起こっているものを水腫という。このうちとくに皮膚や皮下組織に水がたまったものが浮腫である。浮腫ははれぼったい感じとして認められることもあるが、多くは指でおしてみてへこみができることでそれとわかる。

一般に浮腫の起こる原因は、①毛細管内の圧が高まる。②血液の水分を引きつける力（浸透圧）が弱くなる、の2つが考えられる。つまり、血管内の圧力が強いと、血液中の水分は外に押し出される。また、蛋白質は自分自身に水分を引きつける性質がある。血漿中の蛋白が少なくなって水分を引きつける力が弱っただけ、組織の方へ水分をとられてしまうわけだ。腎臓病の場合は主として②によって起こる。腎臓病では、血漿中の蛋白とくにアルブミンが尿中に出てしまうので、血液の蛋白の濃度が低くなるのだ。これに加えて全身的な原因としては、水とナトリウムの排泄が悪くなっていることがあげられる。その他、副腎皮質ホルモンや甲状腺ホルモンなどをはじめとした内分泌機能の失調、ビタミンBなどのビタミン欠乏、毒性物質による中毒なども、多かれ少なかれ腎臓に悪影響を及ぼす。

最近は、このように重要な器官である腎臓に障害をおこす人が多く、特に若い人に急増している現状だ。一般に行われている治療法は、食事制限と利尿剤、降圧剤、抗生物質などの薬物療法である。それでも効果のない場合は、人工透析療法として、腹膜灌流や人工透析（人工腎臓）、そして最後は腎移植ということになる。薬物療法、人工透析、人工腎臓などはすべて不自然な療法なので論外としても、食事制限も正常な生理機能の回復には役立たない。

食事制限の中で特徴的なのは食塩制限だ。食塩はむやみに制限する必要はなく、問題はその質だ。自然塩（焼塩、粗塩《あら》）なら安心して必要量を摂ってよい。自然塩に含まれる各種ミネラルは、代謝機能を正常化して、血液浄化に大いに役立つ。また、肉、卵、牛乳などは極力控えることが賢明である。腎臓は不自然食による血液の酸毒化にとくに弱い臓器なのだ。腎臓機能の回復をはかるには、玄米を主体とした野菜、海藻、小魚中心の食生活に切りかえることが不可欠だ。そして、適度の運動をして汗を流すように心がけることも大切だ。発汗は、排泄機能を大いに助ける働きだからである。

# 9 歯と健康

## 風化されにくい無機成分

歯は生物の身体の中で、最も硬い組織からできている。歯の無機成分は、骨のそれよりも多く、きわめて風化されにくい。したがって、化石として残ることが多く、シナントロプス（北京原人）の発見のきっかけとなったのも歯の化石であり、日本各地から出土されるナウマン象の化石も、その多くが歯である。

白骨化した死体に残った歯によって死人の身元が割り出され、あわや迷宮入りかと思われていた事件が一見落着ということになる例も少なくない。年齢や性別の判定は簡単にできるし、歯並びやすりへり方、手入れの仕方などから、育ちや生活の程度まで見当がつくという。それどころか歯には、その時々の全身の新陳代謝の状況まで的確に刻みつけられているのである。

人間の歯は、普通永久歯で32本あり、その配列は、門歯8本、犬歯4本、小臼歯8本、大臼歯12本となっている。また歯の構造を見ると、エナメル質は歯冠の表面を覆うもので、歯は人体の中で最も硬いものだが、その中でも一番硬い組織である。この組織には感覚末梢器官がないため、外界からの刺激には反応せず、また再生能力をもたない。セメント質は、歯頸から歯根の尖端までの表面をおおう組織である。歯根の下方はセメント細胞を含んでおり、セメント質は再生が可能である。象牙質は歯の本体ともいえる部分で、中心部は腔所（歯髄腔）になっていて、その歯髄腔には歯髄が入っている。象牙質からは、歯髄の中に象牙芽細胞の突起（歯繊維）が侵入している。象牙質に必要な栄養分は、その繊維の中を通っている象牙細管（血管）によって供給される。歯髄にはもちろん、歯の根の尖端（根尖孔）を通って来る動脈によって、血液が送られている。

## 歯の型は食性をあらわす

その動物が何を常食して生きているかは、歯の形をみればすぐわかる。しかしすべての動物に歯があるわけではない。正式な歯をもつのは脊椎動物だけである。脊椎動物は下等なものからあげると、魚類、両棲類、爬虫類、鳥類、哺乳類とに分けられる。歯は魚類において初めて発生した器官である。魚類より高等な鳥の殆ど全てと、両棲類、爬虫類のあるものには歯のない種類があるが、これらはその進化の過程において歯が退化してしまったものである。その証拠に始祖鳥には立派に歯がついているし、歯をもたない種類のクジラも、胎生期のある時期にはちゃんと歯をもつのである。

歯の型が食性をあらわしているのは、歯が元来、消化作用の補助用具として発生したものだからである。①草食性動物の歯…歯冠の上面がすりへり、臼形の歯が殆ど同じ大きさでぎっしりと並んでいる。②肉食性動物の歯…すべての歯が鋭く尖っている。犬歯が非常によく発達している。これは獲物を倒すために必要だからである。③雑食性動物の歯…草食性と肉食性のちょうど中間の形をしている。臼歯の上面には突起があるが、肉食性の歯のようには尖っていない。

さて、われわれ人間のもつ歯の役割について考えてみよう。まず、門歯は葉歯ともいい、植物の繊維を噛み切るための歯である。犬歯は肉歯ともいい、肉を噛み裂くための歯である。臼歯は穀歯であって、穀物をすりつぶすための歯だ。また、それぞれの歯の数は、食物摂取量の割合を示しているのである。即ち、永久歯の数32本のうち菜歯は8本だから、全食事量の32分の8にするのが望ましい。つまり野菜は8／32。同様にして、肉は4／32、穀物は20／32となる。結局、野菜と肉と穀物は2対1対5の割合でとればよいということになる。この場合の肉は、小魚、小エビ、貝類などをさすものと考えてよい。

現代人の殆どは半健康状態で、多くの人が成人病、慢性病に悩まされている。その最大の原因は、この歯が教えてくれる正しい食事法を守っていないことになる。特に問題となるのは、肉食の過剰だ。人間の生理に反した食生活が健康を害するのは当然の結果であろう。

今、現代人の歯に一大変異がおこりつつある。歯が退化し始めているのである。咀嚼を十分に行なって消化器官の負担を軽くすることは、脳の発達を促す上で不可欠だった。体内に流れる血液の量は一定である。少しでも脳への血流を多くするにはどこかで合理化をはかり、血液の節約をしなければならない。幸い、消化器系にはその余地があったわけだ。ところが現代ではそれがエスカレートし、人々は食物の繊維を庖丁で切って細かくし、火で柔らかく煮たり焼いたりして食べるというふうに、調理することを覚えた。その結果、あまり咀嚼する必要がなくなり、歯の出番が減ってしまった。身体は、使わないでいれば退化するのが鉄則だ。この傾向が極度に進行すると、ついに歯は無用の長物となり、消失してしまうのではないだろうか。

それはともかく、他の哺乳類では歯は何度もはえ変わるのに、人間は一度だけである。大昔には38本はあったと思われる人間の歯も、現在では32本に減ってしまった。最近では、一番奥にはえる知歯（親知らず）のはえてこない人も多くなってきているが、アフリカの原住民には100％、この親知らずがはえるという。

## 歯質の悪化の原因と対策

数よりもっと問題となるのは質だ。現代人の歯質は非常に悪くなっていて、虫歯は年々増えているという。また、歯槽膿漏（歯周病）も大変多くなっている。虫歯がエナメル質や象牙質の病氣であるのに対して、歯槽膿漏は歯肉、骨、セメント質、歯根膜などの歯ぐき（歯周組織）の病氣である。

歯槽膿漏になる率は非常に高く、虫歯と共に歯科の2大疾患となっている。以前は中年以上の病氣とされてきたが、最近では20代の人にも多くみられるようになっている。すなわち、20代で約20％、30代では約40％の人が罹っている。そんなわけだから、中年期ではもうウナギのぼりだ。50代では、なんと80％となっている。重症になれば、虫歯でない歯まで抜けてしまうのだから、その恐さは虫歯の比ではない。このように、虫歯、歯槽膿漏の激増を招いている歯質の悪化は、間違いなく体質が弱体化してきた証拠といえる。

われわれの身体に抵抗力をつけ、生理作用の恒常性を保つために大きな役割を果している成分のひとつがカルシウムであるが、この補給が十分におこなわれないと、カルシウムの貯蔵所ともいえる歯から、その成分が溶け出して不足分を補うことになる。当然歯はもろくなり虫歯になりやすくなるわけだが、そんな状態を放置しておくと、歯の疾患だけではとても済まなくなる。慢性関節リウマチ、リウマチ熱、虹彩炎、心内膜炎、神経痛、血栓性静脈炎、糸球体腎炎、胃潰瘍、胆のう炎、十二指腸潰瘍などの全身病を引き起こしやすくなる。虫歯が原因で、場合によっては敗血症などをおこし死亡する例もあるから、たかが虫歯ぐらいと甘くみることだってできないことなのだ。

歯質をよくするための体質の改善は、早ければ早いほどよい。なにしろ、歯の芽は、受精7週目という早い時期につくられる。その時期に十分なミネラルを与えること、即ち妊娠中の母親が十分なミネラルをとるかとらないかが、生まれてくる子の歯質に大きな影響を与えることになる。

一般に歯を丈夫にする食品として牛乳があげられているが、かえって歯質を弱らせてしまう原因となる。歯を丈夫にするためにはカルシウムの代謝を正常にさせることが大切なのだが、牛乳は、その生理的なカルシウム代謝を大いに混乱させてしまう食品なのだ。もともと穀菜食動物である人間の身体には、動物の乳をうまく吸収、利用する機能は備わっていない。とくに、牛乳飲用の歴史の浅い日本人の身体には、牛乳の受け入れ態勢が整っていない。そのため、体内に入った牛乳の成分は役に立たないばかりか、臓器組織に多大の負担をかけることとなる。牛乳そのものが日本人にとっては不自然な食品だからである。

歯のもうひとつの敵は砂糖である。白砂糖は、体内のカルシウムを無駄に消費すると共に、腸内細菌のバランスを崩して大量の毒素を発生させ、血液の酸毒化を招く。いずれも体質を悪化させ、歯質を弱らせる重大な条件だ。その上に酸を生じて、直接歯を腐蝕してしまうという害作用ももっている。

では、歯にとって有効な食品とはどんなものか。豆乳、海藻、シラス干しなどの小魚などは大いによろしい。それに、ミネラルの健康食品を補えば、より効果的である。また、食物をよく噛んで食べることも大切なことである。スウェーデンの小学校でおこなわれた実験では、学童に無精白の硬質パンを与え、十分に咀嚼することを指導したところ、虫歯の発生率は著しく低下したという。無精白食品でミネラルやビタミンなどの微量有効成分を補うことは、血液をきれいにして歯質をよくするし、咀嚼による刺激によって歯根の血液循環を促すわけである。

また、繊維分の多い食物をよく噛んで食べることは、臼歯にいっぱいある窩裂溝（小さい穴や溝）がきれいに掃除されて、虫歯を防止する、という効用もある。咀嚼はこのほかにもいろいろな効用をもっている。たとえば、肥満防止になる。よく噛んで食べると唾液の分泌も多くなり、脳の満腹中枢へも早めに刺激が伝えられるため、過食が防止できる。現代人が十分な咀嚼をしなくなったのは、白米、白パンなどのような、あまり咀嚼しなくてもよい食物が主食になっていることに大きな原因がある。玄米なら噛まざるをえないし、噛めば噛むほどそのすばらしい味を味わうことができるものなのだ。

## 大切な歯の手入れ

歯の衛生を心がけることは大切だ。口内はとくに汚れやすいところであるから、食生活を正して、歯質そのものをよくすると共に、適切な手入れをすることも大切である。

歯磨きは毎食後が理想的で、市販の歯磨粉を使用せずに、荒塩やナスのヘタの黒焼き粉末を用いるとよい。これは、歯をきれいにすると共に、歯ぐきを丈夫にして歯槽膿漏の防止に役立つ。すでに歯槽膿漏になっている人は、ナスの黒焼き粉末を手指につけて、歯ぐきを丹念にマッサージするとよい。少々しみて痛いが、数週間続ければ効果があらわれてくる。歯痛をやわらげるための応急処置としては、梅干の肉を痛む歯のところで噛んだり、局所にあてておいたり、大根おろしの汁、黒豆を酒で煎じた汁などを口に含むのもよい。ネギの白根を噛んでみるのも効果があるといわれている。

## 10　文明病の原因と食事療法

現代には、文明病という名の病氣がある。物質文明が極度に発達した結果、環境の変化は著しくなった。ことに食生活のそれは、きわだっている。豊かさが人びとを美食に駆りたて、われわれ人間にとって必要な食べものは何かということを見失わせてしまった。

文明病のほとんどは、現代栄養学が推奨する動蛋食品を至上とするカロリー中心の食生活に起因しているのであるから、このことを大いに反省することが、健康回復をはかるにあたってまず必要なことだ。健康の根源は、正しい食生活にあるからである。

それでは、この文明病と呼ばれる病氣には、いったい、どのようなものがあるだろうか。その主なものをあげ、その原因を探り、かつ根治させるための適切な食事療法をアドバイスしておこう。

まず第1にあげられるのは、血管心臓病である。血管心臓病とは、あまり聞きなれない言葉かも知れないが、今、世界的な傾向としてふえている病氣だ。動脈硬化症、高血圧症、脳卒中などの血管病、心筋梗塞、狭心症などの心臓病を一緒にして、こう呼んでいるのである。

このうち、わが国においては、戦前は、血管病こそあれ、心臓病はめずらしい病氣であった。それが食生活の欧米化により、肉、卵、牛乳などの動蛋食品の摂取量がふえるとともに、心筋梗塞、狭心症などが多発するようになった。すなわち、血管病は、白米、白砂糖、化学調味料などの三白食品を、心臓病は動蛋食品を多食することが原因となって起こる病氣なのである。

## アレルギーと精神疾患

第2番目にアレルギー性の疾患があげられる。これも最近急増している病氣である。われわれの体では、異物の侵入に対して、その異物の作用を阻止する働きをもった物質「抗体」がつくり出される。その抗体は、再び同じ異物が侵入した際に、それと激しく反応する。すなわち、抗原・抗体反応をおこすわけで、それをアレルギー反応と呼んでいる。

アレルギー反応がおこると、体細胞で、ヒスタミンやセロトニン、ブラディキニンなどの「アレルギー毒」がつくられる。この「アレルギー毒」は血液中に流れこみ、末梢の血管を拡張させたり、血漿を組織ににじみ出させて腫脹をおこさせたり、ひどいかゆみをおこしたりすることを通して、さまざまな障害を引きおこす。

一般には、このアレルギー反応をおこす原因となった異物（抗原＝アレルゲン）をつきとめ、それを避けさせたり、少しずつ体をそれに慣れさせたりする療法がとられている。しかし、そのような方法では、決してアレルギー性疾患は根治できない。アレルギー反応をおこすかどうかを最終的に決定するものは、その人の体質なのだ。根本原因は体質の悪さにあるのであって、体の外から作用するアレルゲンにあるのではない。アレルギーをおこしやすいのは、胃腸が弱く、神経過敏な体質で、このような体質の人は皮膚、粘膜が弱く、すぐ炎症をおこす。炎症がおこったところからは、分泌物が滲出しやすく、湿疹状態になる。

アレルギー反応は、体の最も弱っている部位にあらわれるので、病氣の姿は、人によって千差万別。とくに多いものを体の部位別にみると、次のようなものがある。

（1）呼吸器にあらわれるもの…喘息、氣管支炎、鼻炎など。

（2）皮膚にあらわれるもの…ジンマシン、掻痒症、しもやけ、紫斑病など。

（3）消化器にあらわれるもの…口内炎、胃炎、胃潰瘍など。

こうした病氣の原因は何かというと、それは明らかに牛乳と卵である。それも95％は牛乳に、残りの5％が卵によるものだ。

現代栄養学のいう蛋白質はアミノ酸に分解された後、腸の粘膜を通過して吸収される……という考え方は誤りであることを、われわれはすでに30数年も前に実証している。血液を毛細試験管に入れ遠心分離器にかけると血漿と血球に分れるのであるが、その際、血漿の上にもうひとつの層ができている。調べてみると、それは牛乳と卵の蛋白であった。採血に備えて、体に元氣をつけるために生卵を何個も飲んできたという人の血液からは、生のままの卵白がそのまま検出されたのである。異種蛋白が体内に入り込んでくれば、アレルギー反応がおこるのも至極当然の話だ。

とくに牛乳の場合は、その成分の特性と人間の消化機能の性格との関係で、蛋白質は消化されないまま、腸の粘膜を通過して血液中に吸収されやすい。牛乳がアレルギー性疾患の原因になることが圧倒的に多いのもそのためなのだ。もし、腸の一部に炎症をおこし、ただれているような場合は、異種蛋白はその部分からストレートに血液中に入ってしまう。

あるドイツの学者は、犬にビール酵母菌を食べさせたら、尿中に酵母菌がでてきたという事実をつかんだ。このことは、酵母菌が腸の粘膜を無傷で通過し、それが血液中に入り、さらに腎臓をすり抜け、尿中に排出されたということになる。現代栄養学でいう消化の概念で理解出来ない現象がおこっているのだ。

アレルギー性疾患の根治をはかるためには、腸の機能を整え、血液を浄化することが重要だから、食事療法は、血管心臓病に準じておこなう。薬草茶は、喘息・氣管支炎にはクコ、ハブソウ、オオバコ、ヨモギ。鼻炎にはヨモギ、オオバコ、ドクダミ。湿疹にはカキドオシ、カンゾウ、クコ、ハトムギを煎じてお茶代りとする。

第3番目に精神疾患があげられる。今や、精神、知的障害児の急増は世界的なもので、この子供たちに共通して偏食されている食べものが卵焼きなのである。また、ホテルのコックに自律神経失調や精神障害をきたす者が多いというデータもあるが、これは、しょっちゅう卵料理をつくるために、その時、熱せられて出る煙の中に、神経の働きを障害する有害な成分が含まれているためであろう、と指摘している学者もいる。

わが国では精神障害者は、戦後になって急にふえているが、その数値は卵の消費量と比例しているのである。世界的にはアメリカが最もひどく、4〜5人に1人の割合で精神障害者がいるといわれる。大統領暗殺に象徴されるアメリカの世相をみていると、まさに肉食国の末路という氣がして仕方がない。

さて、精神活動の脱線を防止する、あるいは常軌にもどすためには、食生活を玄米・菜食に徹底させることが絶対条件だ。カルシウム、鉄、ナトリウムなどの各種ミネラル、およびビタミンB類など、神経機能の正常化に不可欠な成分が十分に補給できるからだ。薬草茶としては、カンゾウ、ヨモギ、ゲンノショウコ、シソ、カキドオシ、オオバコなどが有効である。

## ガンと糖尿病の治療法

第4番目はガンである。ガンの正体は「血の汚れ」だから、一つの症状に過ぎないガン腫だけを攻撃しても、決してガンは治らない。現代医学がガンを治せないでいるのは、その決定的な誤りをおかしているからである。

一般におこなわれているガンの治療法は、手術療法、化学療法、放射線療法の三つだ。

手術療法は、悪いところは切り除いてしまえばよい、という考え方である。ガンは全身病だから、それだけでは決して治すことはできない。それどころか、手術したということで体の抵抗力を低下させ、かえって治りにくくしてしまうことさえある。

体のどの部位にガン腫ができた場合であっても、血液をきれいにすることが根本治療となる。血液の汚れをなくすことは、ガン腫を出現させている背景、すなわち、ガンの本体を消滅させることになるからだ。したがって、血液を汚す白米・肉食をやめることが、ガン治療の絶対条件となる。

なお、ガンの性格をもう一歩つっこんでながめてみると、主に三白食品が原因となっている三白ガンと、肉食による肉食ガンとがある。

この2つについての治療法は、それぞれのガンに適応したものにすることが重要で、肉食ガンの場合は、くだもの療法とか、青汁療法が有効である。アメリカのガンの権威者シェルトン博士の病院においては、肉食ガンの患者に対して、1日にリンゴ1個とか、オレンジ1個というような摂食療法によって効果をあげていることもよい例だ。いっぽう三白ガンの場合は、この方法は適切ではない。徹底的に玄米、菜食を実行することである。薬草茶としては、ドクダミ、オオバコ、カワラヨモギ、カンゾウ、ムラサキソウ、ハトムギ、カキドオシ、クコなど。

もう何度も繰り返し述べてきたように、ガンは「血液の汚れ」や「体組織に於ける毒素停滞」がその根底にある。これを改善するために、玄米・菜食によって身体の新陳代謝を同化作用から異化作用に逆回転させ、体内毒素を体外に排出させる作業こそが、最重要・最優先の課題となる筈だ。にも拘わらず、この緊要課題が現代医学のガン標準治療から完全脱落しているのだから、現行医学でガンは治せないのも当然至極だ。

もう一つ大事な発見がある。半世紀以上も前の大学研究室時代に提唱した「消ガン現象」である。即ち異化作用下、ガン細胞がもとの赤血球とリンパ球に逆戻りする現象だ。もとのと述べたのは、ガン細胞自身が本来赤血球とリンパ球の融合成大によって形成された細胞であるから、全身の新陳代謝が逆回りし始めた条件下で、ガン細胞もまた逆分化する――という次第である。

ガン細胞の細胞分裂増殖現象は「ヒーラー（Hela）細胞」が演ずる事の出来る特異的な非生理的現象で、一般的にはガン組織にて発現する事が絶無の異常現象なのだ、と申し添えておこう。

第5番目は糖尿病である。これは血管心臓病の一種だが、現代人の健康失墜の1つの旗頭になっている。すなわち、増加ぶりはきわめて急激であり、しかも、すべての慢性病のもとになり、それらをきわめて治しにくいものにしている。しかも、あらゆる年齢層に広がっている。

現代医学ではその治療に、インシュリン注射、経口血糖降下剤等を与えているが、そんな対症療法で治るような生やさしい病氣ではない。糖尿病を根治させるためには、食生活の一大革命が必要である。動蛋食品をやめて、玄米・菜食に切りかえ、なるべく少食にすることである。少食にして体重を減らしていくことが先決だ。体重が減るのに比例して、尿中の糖も減っていくはずである。薬草茶は、カキドオシ、カンゾウ、ハトムギ、ハブソウが有効である。なお、かぼちゃは糖尿病の特効食品であるから大いに摂っていただきたい。

## 肝臓病と腎臓病

第六番目に慢性肝臓病と慢性腎臓病とがあげられる。これらは明らかに動蛋食品がつくる病氣である。

肝臓は心臓のようには拍動せず、胃腸のようにも運動することのない「沈黙の臓器」だが、その働きは

(1) 胆汁を生成する。脂肪の消化吸収を助けると同時に、血液成分の代謝をおこなっている。

(2) 各種の物質代謝をおこなう。炭水化物、脂肪蛋白質、ビタミンなどの栄養物いっさいの代謝をおこない、血液成分の正常化をおこなう。

(3) 解毒作用をおこなう。

(4) 調節作用をおこなう。など。

けっきょく、肝臓は物質代謝の正常化、血液浄化という、生命維持にもっとも重大な働きに主役を演じているのである。現代人においては、この肝臓機能が多かれ少なかれ障害されているのだから、いろいろな難病に悩まされるようになったのも当然の話だ。

機械文明の発達による生活テンポのスピード化や汗かかずの生活、さらに精神的ストレスの

増大などは、いずれも自律神経のバランスをくずし、血液循環の障害をおこして、肝臓を弱体化させる条件だ。

だが、何よりも大きな悪条件となっているのは、白米、肉類の多食である。動物性蛋白質の過剰は、肝臓に致命的ダメージを与える。不自然な食物は、肝細胞の活動を弱らせ、こわれやすくする。このような肝臓に毒性の強い化学物質がはいってきたり、肝炎ウィルスが作用すれば、たちまち機能不全に陥ったり、発病したりしてしまう。

肝臓は予備力が大きいため、多少の障害では、症状は現わさない。はっきりした症状が出たら、障害度はかなり高くなっていると考えなければならない。けっきょく、白米・肉食があたりまえになっているこの公害時代においては、常に肝臓機能の正常化をはかる努力を払わなければならないわけだ。

肝硬変は、慢性肝炎などで肝臓細胞が破壊されては新しい細胞がつくられることを繰り返しているうちに、繊維組織が増えてきて、ついに肝臓が硬くなってしまうもので、肝不全の一歩手前の状態である。

肝不全になると、肝臓機能は極度に悪化し、肝臓以外の各臓器機能も極度に悪化し、肝臓以外の各臓器機能をも維持できなくなって、ほとんどの場合死亡する。

肝臓障害を治すためには、肝臓本来の機能を回復させること、すなわち、玄米・菜食の食生活を実践するところから出発する以外に方法はない。

主食は黒豆、小豆入りの玄米御飯とし、副食は野菜を中心として、消化機能にかかる負担をなるべく軽くすることが大切だ。ただ、動物性食品でも、かき、しじみ、なまこはきわめて消化しやすい上に、強肝効果の著しいリジン、タウリンなどを豊富に含むので、大いに活用したい。薬草茶としてはカワラヨモギ、クコ、カワラケツメイ、ハブソウを煎じて飲む。

腎臓の主要な役目は、体の中の余分な水分や塩分を追い出し、酸やアルカリを調節することにある。そのほかに、腎臓は重要なホルモン臓器で、血圧を上げるホルモン、血圧を下げるホルモン、赤血球を成熟させるホルモンなどを分泌している。人体のエア・コンディショニングの役目を果たしているわけである。

腎臓は、すべての臓器が働いた後のあとしまつを受けもたされている臓器であるから、ここに故障がおきると、必ずといってよいほど他の臓器組織にも異常が生じる。とくに腎臓と密接な関連のある全身の血管、および心臓に、何らかの障害が現れる。血管と心臓が侵されれば、遅かれ早かれ障害は全身に波及していこう。

農薬も食品添加物も、血液中に入ったすべての不自然物は、腎臓に余計な負担をかけるが、もっと根底から腎臓の細胞を傷害するのは、動蛋食品の摂りすぎと、三白食品の常食である。いずれも血液を酸毒化して、細胞の正常な物質代謝を混乱させるのだ。玄米菜食を実行し、カキドオシ、カワラケツメイ、ハトムギ、ドクダミ、ゲンノショウコを煎じてお茶代りとする。大根おろしの常食は腎臓病に卓効がある。

# 11　近代が生んだ「キレる子ども症候群」

## 早すぎた予言者

戦後日本の近代化＝欧米化は、日本人の食生活をもまた、近代医学・栄養学を基にしたものへと変化させた。穀菜食の食文化から、いつの間にか動物性蛋白質中心へと、その間違った食生活を至上とする〝信仰〟にまで発展させてしまった。

パンと肉食、乳製品が洪水の如く食卓を占領しただけでなく、ファストフードが立ち歩き食いを助長し、受け継がれてきた食の文化を根底から崩してしまったのである。

こう考えてくると、戦後日本の欧米ナイズした食生活への変化が、少年を「キレる」状況下へと誘導しているのではないのか、と考えることができる。勿論、子どもたちを取り巻く生活環境は受験戦争、管理教育はじめ、教育現場に構造的な問題があることは事実であろう。

それでもなお、便利であるとされているコンビニエンスストアの食品に含まれている有害な食品添加物が「いじめ」の原因に、スナック菓子や炭酸飲料などの過剰な糖分の摂り過ぎが「低血糖値」を招き、「キレる」原因に、さらに、ビタミンやミネラル不足が与える影響も大きいといった指摘が、現代医学・栄養学の立場からも陸続と出され始めている。このようなことを考え併せれば、食生活によって少年が「キレる」状態を未然に防止する方策を、早急に立てることが国家的課題である、といっても過言ではあるまい。

私は、昭和30年代半ばには既に流行の兆しを見せ始めていたインスタント料理の欠陥を指摘し、血液生理学の立場から、肉食過剰の食生活で青少年の体質と精神が「病んでいる」ことを証明し、警告していたのであるが、当時にあっては、この警世の言に耳を傾ける人は少なかった。

## 肉食が国を滅ぼす

子どもが「キレる」原因として、最も悪影響が指摘されているのがジュース・清涼飲料水を多量に飲み、スナック菓子を多く食べる食習慣による糖分の摂り過ぎであろう。岩手大学の大沢博名誉教授も、これらの食品を摂ることの弊害を指摘する。つまり糖類は脳のエネルギー源といわれるほど重要なものだが、米に含まれる糖類がゆっくり分解し、安定したエネルギーを供給するのに対し、清涼飲料水やスナック菓子は体内での吸収が速い糖類を含んでおり、この糖分を多量に摂ると血糖値が急上昇し、それを下げようとインスリンが分泌される。すると今度は血糖値が下がり過ぎて低血糖になる。

こうなると脳のエネルギーが不足し、イライラや集中力の低下、食欲不振に陥り、さらに血

糖値を上げようとして、通称『攻撃ホルモン』というアドレナリンが分泌され、すぐカッと
なったりする。低血糖症になると糖分を求め、また多量に清涼飲料水やスナック菓子を摂ると
いう悪循環に陥る——というわけである。
　また、糖質や脂肪（カロリー）は多いが、ビタミンやミネラル、食物繊維といった脳の活性化に不可欠な栄養素が不足しているため、心の在り方にも影響が出るという。ビタミン$B_2$は『精神ビタミン』といわれるほど、「心の健康」に重要な栄養素で、足りなくなるとイライラや不安、精神活動の低下、不眠などを引き起こす。カルシウムの不足もまた、落ち着きがなくなり、集中力が低下する。これらは、いわばストレス防御の栄養素で、脳（心）の栄養に欠かせないものである。
　既にお氣付きの読者が多いと思われるが、清涼飲料等による糖分摂取過多の反面、大沢名誉教授が「米を食べなくなった」と述べているが、この場合の「米」は精白米のことで玄米ではない。私がこれまで指摘してきた「三白（白米、砂糖、化学調味料）の害」とは対極に位置するるのと同様に、発ガン、慢性病の元凶である肉や卵、牛乳を摂るべきとする文部省の「食」への考え方はまだまだ現代栄養学に毒された、幼稚で甘いものと言わざるを得ない。
　これら動物性蛋白質は腸内容物を腐らせ、血液を酸毒化することは森下理論が実証しているところだ。確かに戦後の青少年の体位向上は目を見張るものがあるが、それと比較して過剰な肉食、言い換えれば動蛋の摂り過ぎによって体質は悪化していることを私は早くから警告して

きた。

美（肉）食が血液を酸性化し身体を不調にし、体質を虚弱化するのは常識である。この結果、疲れやすい、頑張りが効かない、ひとつのことに集中できない、忍耐力がないといったことから、風邪をひきやすい、アレルギー疾患になりやすいといったさまざまなマイナスが引き起こされる。これらの症状はすべて現代の青少年に共通していることである。

そして、現代の青少年の肉体的特徴は〝早熟〟ということで、体ばかりが大人になり、これに知識や精神面の発達が伴っていかないために、非行が激増することになる。

繰り返すまでもないことだが、玄米を主食とする穀菜食を中心に、つとめてアルカリ性食品を摂るよう心懸け、味噌汁などの日本の風土に育った伝統食品を見直すべきなのである。

## 12 真の健康長寿食とは何か

今から200年ほど前に書かれ、世界的ベストセラーとなった『マクロ・ビオチカ』という本がある。著者はフーヘランドという医学者で、医学の歴史に残る名著のひとつである。

『マクロ・ビオチカ』とは、大きな視野に立って生物全体を眺めながら、人間の長寿を考えるというほどの意味である。そして、この本の根底をつらぬいているのは、「人間は自然の法則に忠実であればあるほど、長生きが可能である」という思想である。

自然の法則とは中庸を得ること、すなわち万事にわたって中庸を守ることが、生命を維持するための最重要条件なのである。

逆に、いっさいの極端はその代償のいかんを問わず、必ず生命を短縮させる……。こうした考え方が、『マクロ・ビオチカ』をつらぬいている根本思想なのである。

この本の中に、「食べ物と長寿」という章がある。そこには、次のように明記されている。すなわち、「粗食は健康と長寿に大いに役立ち、美食は命を縮める。濃厚な食べ物、すなわち肉類などの多食は、長寿の道に反する。長寿者の多くは少年時代から野菜を常食とし、肉の味を知らない人たちの中から生まれている」と。

## アドリアーナ博士の研究

次にご紹介したいのは、菜食を医学的立場から研究しているウィーディー・アドリアーナ博士である。彼は長年の研究データにもとづき、肉食の害について次のように指摘している。

「肉食をした場合、腸の中では蛋白質が分解されて腐敗現象がおきる。この過程で、有害な酸類、例えば尿酸、硫酸、塩酸、硝酸、リン酸などが発生する。これらの酸類は、排出されずにそのまま体内に残る。そのために血液はアチドージス（血液の酸性化）の状態となる。

血液がアチドージスになると、血液中のアルカリ物質、すなわち、各種ミネラルが血液の酸毒を消すために動員される。ミネラルのアルカリ性と、蛋白質の分解によってできた酸とが結合して、中和解毒されるわけで、血液の酸毒化がひどいほど、大量のミネラルを必要とする。特にカルシウムと鉄の消費は著しく、もしこれらのミネラルが必要なだけ十分にない場合は、血液中に酸が取り残されてしまう。

そうなると、その酸がわれわれの体のいろいろな組織細胞を刺激して炎症をおこさせたり、ひどい場合は壊死をおこしたりする。また、過剰な酸は性腺を刺激して異常な性欲をおこさせ、かえって体力を消耗させる結果になる。

さらに、アドリアーナ博士は次のような非常に興味あることも述べている。

「人間の体に必要な蛋白質の量は、食べ物の種類によって違ってくる。すなわち肉食をすると、酸は体内で大量に発生するが、その酸の作用で体細胞機能の異常亢進や、炎症などがおこされる結果、酸の消費はどんどん進み、より多くの酸を供給しなければならなくなる。その酸の要求を満たすには、それだけ余計に蛋白質が必要となる。結局より多くの肉食をしなければならなくなるわけだ。

おそらく1日100g以上の蛋白質を必要とすることになり、〝肉食はより多くの肉食を必要とする〟という悪循環がおこるのである。

しかし、反対に、野菜類などのアルカリ性食品をとるならば、それによってつくられたアルカロージスの血液は、細胞中の蛋白質の消費を抑える方向に働くから、1日20g程度の摂取量で十分ということになる」と。

とにかく、人類が肉食をしたということは、あらゆる人間悪の根源である。世相の乱れや、万病の原因はもとを正せば、ほとんどすべてが誤った食生活に源があるのだということを、彼は強調している。

## パーおじさんの死因

長寿に関するおもしろい話をしよう。

まず最初に登場願わなければならないのは、ベル・ハーベ。彼はオランダの医学者で、長寿学の権威者として一世を風靡した人物である。彼にはこんなエピソードが残っている。

彼はこの世を去るとき、彼の多年にわたる長寿の研究成果を遺言状にしたためた。そして、この「不老長寿の秘宝」は、門外不出ということで、鉄の箱に入れられ、庭に深く埋められてしまった。

彼の死後、そのうわさは、たちまちヨーロッパ中に知れ渡り、とうとう、ある大富豪が彼の全財産をはたいて買い取ったのである。

そして、丁重にこの鉄の箱を開けてみると、中には1枚の紙切れにたった2行、「頭を冷やして足を温かくしなさい」とだけ書かれていた。

この言葉は東洋においては、「頭寒足熱」、「腹八分目に病無し」といわれるものだ。結局、健康の原理、不老長寿の原理というものは、洋の東西を問わず全く同じだということなのである。

ウイスキーに「オールド・パー」という銘柄があるが、そのパー氏に関しても、おもしろいエピソードが伝えられている。彼はイギリスの農夫で、152歳という長寿を保った人である。彼はあるとき、時の英国王に拝謁をおおせつかった。宮廷では、彼が世界一の長寿者であるということに大いに敬意を表して、厚いもてなしをし、山海の珍味や美食の王である肉などをたらふくご馳走したのである。

善意からしたこととはいえ、それまで肉など食べたことのない、野菜中心の粗食をしてきたパーおじさんにとっては、大変迷惑であった。急に今までの食べ物と違ったものを食べさせられたため、胃腸の働きは混乱してしまい、このことが原因となって、まもなく、この世を去ってしまった。死後、彼の遺体を解剖したウィリアム・ハーベー博士の所見は、「肉体年齢30歳」ということであった。

## 長寿の基本的な条件

日本における長寿学の権威者、東北大学名誉教授の近藤正二先生（故人）は、全国各地の長寿部落、短命部落を足で調査し、結論として次のような点を指摘しておられる。自然医学の理論と基本的に符合していることがわかろう。
①米（白米）の過食は早老・短命をまねく。
②長寿者は野菜を豊富に食べている。
③長寿者は小魚、大豆を十分にとっている。
④魚を大食して野菜不足の食生活は短命である。
⑤海藻を常食すると脳卒中が少ない。
⑥くだものと酒は長寿には無関係である。
⑦長寿の男女差は食べ物のせいである。
⑧米の偏食は脳卒中のもとであり、肉、魚の偏食は心臓病のもとである。

以上のような食生活のパターンと健康長寿の相関関係は、日本だけに限らず、全世界共通のものであり、長寿国フンザでは、チャパティという挽きぐるみの粉でつくったおやきの主食と、野菜、くだものが中心であり、ビルカバンバではとうもろこし、豆、芋が中心となっている。

## 胃腸を強化する方法

長生きをする人は、例外なく胃腸が丈夫だという事実が証明してくれている通り、胃腸を強化するということが、結局、不老長寿の根本原理につながっていくのである。その方法をここに述べておこう。

第1番目にあげたいのは精神的な問題である。日々、日常の行動の中で、氣分の転換をはかりながら生活をしていくことが大切である。特に胃腸の働きは感情の変化に対して非常に敏感で、仕事に熱中していたり、緊張、動揺などしているときには、胃腸の働きは完全にストップしてしまう。

逆に氣分が爽快であったり、眠っているときなどは活発に働いてくれる。胃腸というのは精神活動の変動がじかに伝わる感情の共鳴箱のようなものだ。日曜日などは、仕事から解放されて、リラックスした氣分で大自然と親しむゆとりをもっていただきたいものである。

第2番目に、適度の運動を毎日欠かさず持続させるということである。自動車あり、電氣洗濯機あり、電氣掃除機ありの生活は、確かに便利になったかも知れないが、果たしてこのことがわれわれ人類にとって、あるいは個人の健康にとって、本当によいことなのかどうかを改めて考え直してみる必要がある。機械文明の発達のおかげで、われわれは「不健康」という大きな代償をはらわされているのではなかろうか。

以前は、お産などで苦しむ人はほとんどいなかった。それが今では、難産で苦しむ人が、がぜん多くなっていることはどうしてなのだろう。

それは食生活の間違いと合せて、体の使い方の足りないことに大きな原因がある。特に洗濯をするのに、タライを使ったあの姿勢が、今の生活から消えてしまったことは、大いに反省しなければならない。多くの女性が悩んでいる便秘なども、運動不足と大いに関係がある。

第3番目に熟睡するということ。不眠症に悩む人には神経質な人が多く、そういう人はみな一様に胃腸の状態がよくない。不眠症と運動とは密接な関係があるもので、熟睡するためには十分に体を使って、適度の疲労感を味わうことが大切だ。また、そうすることが、氣分の転換にもなり、ぐっすり眠ることができよう。

第4番目に、食生活を正すということである。戦後、日本人の食事のパターンが急激に洋風化されたということが、一億総半健康状態をひきおこす大きな原因となった。

モンスーン地帯に育った日本人は、生理の実情にふさわしい「米（玄米）を中心として、野菜、豆類、海藻、小魚をバランスよくとる食生活」に、大急ぎでもどすべきだ。そして、それらの食物を調理してくれた人たち、あるいは材料となるものを育て、採取してくれた人たちへの感謝の氣持ちをもって、十分に咀嚼しながらいただくことである。

食事は決してぜいたくに摂るべきものではない。体力を維持し、健康な体で価値ある人生を送るためには、それにふさわしい食事法があって、それは粗食、少食が鉄則である。

必要以上のものを食べるということは、無駄であるばかりでなく、害作用をもたらすのだ。健康で長寿を全うすることこそ、われわれ人類が天から与えられた使命ではなかろうか。

森下敬一（もりした・けいいち）

1950年　東京医大卒業。血液生理学専攻。

1955年　千葉大学（医）にて、医学博士号授与。以降1970年まで「大学研究室」「血液センター」等にて基礎医学的研究を続行。

1970年　「お茶の水クリニック」開業と共に、世界的長寿郷・実地調査を開始。2019年9月現在、60数回の現地調査を重ねる。

1989年　中国・瀋陽薬科大学・客座教授。

1990年　旧ソ連グルジア・アルメニア・アブハジア各国長寿学会名誉会員。

1997年　グルジア国立医科大学・名誉教授。

2003年　韓国・朝鮮大学校大学院・招聘教授。

2017年　中国・広西巴馬（世界的長寿郷）栄誉市民。

「腸管造血説」（1960年）、「経絡造血説」（2004年）の提唱による新しい血液生理学を土台にした自然医学や、40数年来の長寿郷調査によって国際的評価を得ている。お茶の水クリニック（1970年～2019年4月）では「ガン・慢性病の自然医食療法」を実践・指導。2019年7月数種の新機軸療法を携え「森下米壽庵クリニック」を新規開業。著書多数。国際自然医学会発行の月刊『森下自然医学』誌は2019年10月号をもって640号となり、なお継続発行している。

**最強の自然医学健康法——こうすれば病気は治る**

2019年10月20日　初版第1刷発行
2024年 9月10日　初版第6刷発行

著者 ———— 森下敬一
発行者 ——— 平田　勝
発行 ———— 共栄書房
〒101-0065　東京都千代田区西神田2-5-11 出版輸送ビル2F
電話　03-3234-6948
FAX　03-3239-8272
E-mail　master@kyoeishobo.net
URL　https://www.kyoeishobo.net
振替　00130-4-118277
装幀 ——— 佐々木正見
印刷・製本 —— 中央精版印刷株式会社


ISBN978-4-7634-1089-4 C0047